Enzyme - Gesundheit aus dem eigenen Körper

Dr. Marietheres Stiedl

Enzyme
Gesundheit aus dem eigenen Körper

Funktion, Wirkung, Heilkraft

MIDENA

Die Inhalte des vorliegenden Ratgebers sind sorgfältig erarbeitet. Sie wurden darüber hinaus von einem Mediziner und einem Enzymologen auf die Richtigkeit der Aussagen überprüft. Dennoch kann aus rechtlichen Gründen weder von der Autorin noch vom Verlag eine Haftung oder Gewähr übernommen werden.

Die Autorin:
Dr. Marietheres Stiedl ist Molekularbiologin und Genetikerin. Ihr Berufsweg führte sie nach jahrelanger wissenschaftlicher Forschungsarbeit im Bereich der Genetik zur pharmazeutischen Industrie, wo sie für die medizinisch-wissenschaftliche Fortbildung zuständig war. Seit 8 Jahren widmet sie sich der Öffentlichkeitsarbeit im Gesundheitswesen und verfolgt aktuelle Entwicklungen in der Medizin.

Die Deutsche Bibliothek – CIP-Einheitsaufnahme

Stiedl, Marietheres:
Enzyme – Gesundheit aus dem eigenen Körper : Funktion, Wirkung, Heilkraft / Marietheres Stiedl. – Küttigen/Aarau : Midena, 1995
ISBN 3-310-00185-7

Midena Verlag, CH-5024 Küttigen/Aarau

Redaktion: Franz Leipold
Zeichnungen: Andreas Schaad, Fürth
Layout: Marion Kraus
Umschlaggestaltung: Ruth Gnosa, Hannover
Umschlagfoto: Bavaria Bildagentur/TCL
Satz: Gesetzt aus der Optima von satz-studio gmbh, Bäumenheim
Druck und Bindung: Westermann Druck GmbH, Zwickau

Printed in Germany

ISBN 3-310-00185-7

Inhalt

Vorwort

Haben Sie gewußt, daß in jeder Sekunde Ihres Lebens tausende von Enzymen all das bewerkstelligen, verändern, umwandeln und erneuern, was für Ihr Leben erforderlich ist und Ihr Überleben garantiert? Während Sie gerade darüber nachdenken, sind – so ganz nebenbei – Millionen Ihrer Körperzellen abgestorben und schon zerlegt worden. Die Zelltrümmer wurden abtransportiert, und neue Zellen haben sich bereits gebildet. Dies ist nur ein Bruchteil der vielfältigen Aufgaben, die zur Erhaltung Ihres Lebens und Ihrer Gesundheit von Ihren eigenen Körperenzymen »stillschweigend« erledigt werden.

Enzyme stellen die Energie zum Leben bereit, bewachen das Erbgut, sind am Zellwachstum sowie an der Differenzierung und Alterung von Zellen beteiligt, unterstützen die Zellerneuerung, steuern und beschleunigen alle Stoffwechselprozesse, sorgen dafür, daß unser Blut flüssig bleibt, entgiften den Körper, tragen zur körpereigenen Immunabwehr bei und wehren Krankheitserreger ab, stillen Blutungen, heilen Wunden und Entzündungen.

Durch diese fast unglaublichen Fähigkeiten unserer Enzyme ist unser Körper in der Lage, sich selbst zu heilen. Unsere Körperenzyme sind somit für jeden von uns von enormer Bedeutung, denn sie sind unsere Lebensversicherung.

Alle Lebewesen besitzen diese kleinen Wunderwerke der Natur, denn ohne Enzyme wäre kein Leben auf unserer Erde möglich. So entdeckten unsere Vorfahren schon vor Jahrtausenden die wundersam heilenden Wirkungen bestimmter Pflanzen – und Tierbestandteile. Sie ahnten damals natürlich noch nicht, daß die Heilungserfolge den Enzymen zu verdanken waren. Heute gibt es biologische Enzym-Heilmittel, die hauptsächlich aus Pflanzen- und Tierenzymen bestehen und bei verschiedenen Gesundheitsstörungen unsere Selbstheilungskräfte hilfreich unterstützen können.

Dieser Ratgeber informiert Sie über die phantastischen Kräfte Ihrer eigenen Körperenzyme und verrät Ihnen, wie sie diese unterstützen können, damit Sie gesund bleiben und nicht frühzeitig altern. Er richtet sich zudem an Patienten, die unter bestimmten Gesundheitsstörungen leiden, und beschreibt die Möglichkeiten zur Besserung oder Heilung durch die in Heilmitteln verwendeten Enzyme. Sie finden Erklärungen wann, wie und wogegen welche Enzyme besonders gut helfen können. Übersichtliche Tabellen erläutern zusammenfassend »alles auf einen Blick« und informieren über die wichtigsten freiverkäuflichen Enzympräparate, die in Apotheken erhältlich sind. Sie entnehmen ihnen Namen, Hersteller, Darreichungsformen, Anwendungsgebiete sowie Hinweise zur Anwendung und Nebenwirkungen. Diese Auflistung umfaßt keine rezeptpflichtigen Enzymmittel oder solche, die in Form von Ampullen oder Spritzen angeboten werden. Alle Aussagen zu Behandlungserfolgen mit Enzympräparaten basieren auf nationalen und internationalen wissenschaftlichen Veröffentlichungen und klinischen Studienergebnissen. Dennoch soll dieses Buch keine »Do-it-yourself«-Anleitung sein. Die Ausführungen können und sollen nicht die eingehende Beratung durch den Arzt oder Apotheker ersetzen. Die Darstellungen sind als Informations- und Orientierungshilfe gedacht, die Gespräche mit Ihrem Arzt oder Apotheker erleichtern können.

Der Ratgeber richtet sich an all diejenigen, die ihren Körper besser kennenlernen und gesund erhalten wollen und die wissen möchten, wie sie ihre eigenen Selbstheilungskräfte pflegen und aufbauen können. Aber auch wer etwas über die Wirkung von natürlichen Enzymen aus Pflanzen, Tieren und einzelligen Lebewesen bei Gesundheitsstörungen zu erfahren sucht, findet in diesem Ratgeber viele Ratschläge und Informationen.

Eine Selbstbehandlung sollte auch bei biologischen, d. h. natürlichen Heilmitteln nur bei leichten Erkrankungen in Betracht gezogen werden. Zu erwägen ist sie, um bei Beginn einer Erkrankung zu helfen, die Symptome abzuschwächen, oder um die Krankheitsdauer zu verkürzen. In manchen Fällen kann sie auch bei einer Nachbehandlung Hilfestellung leisten.
Verschaffen Sie sich einen Einblick in die faszinierende Welt der Enzyme – von ihrer Entstehung über die Entfaltung ihrer Selbstheilungskräfte im Körper bis hin zu den Wirkungen pflanzlicher und tierischer Enzyme zur Vorbeugung gegen Gesundheitsstörungen, zur Verhinderung frühzeitiger Alterserscheinungen und zur Unterstützung von Heilungsvorgängen bei unterschiedlichen Erkrankungen.

München, im Frühjahr 1995
Dr. Marietheres Stiedl

Die faszinierende Welt der Enzyme

Ohne Enzyme wäre kein Leben auf unserer Erde möglich!
So unglaublich diese Aussage auch klingen mag, verleiht sie doch den Enzymen eine ungeheure Bedeutung und weckt unweigerlich neugierige Fragen nach dem »warum« und »wieso«.

Enzyme – Moleküle des Lebens

Milliarden Jahre vor dem ersten Leben prägten ausschließlich chemische Umwandlungsprozesse eine eindrucksvolle, aber gänzlich leblose Welt. Sie bestand aus Ozeanen, einer Uratmosphäre und unendlich vielen Gesteinsformen. Die wesentlichen Kräfte, die diese Welt vor allem formten, waren Schwerkraft, hohe Temperaturen und Druck. Alles, was es gab, war aus winzigen anorganischen Bausteinen zusammengesetzt, den *Atomen*. Irgendwann war es ihnen wohl zu »langweilig«, und sie beschlossen, sich aneinanderzulagern und zu einer nächstgrößeren Einheit, dem *Molekül*, zusammenzuschließen. Diese vereinigten sich wiederum mit ähnlichen Molekülkollegen, wodurch allmählich riesengroße molekulare Bausteine geformt wurden. Ab einer bestimmten Größenordnung hörten diese Gebilde auf zu wachsen; sie begannen sich zu teilen, und schufen so immer wieder ähnliche Formen.
Auf diese Weise entstand vor ungefähr 3 Milliarden Jahren die kleinste Einheit des Lebens – die Urform einer *Zelle* –, mit der die biologische Evolution ihren Anfang nehmen konnte.
Wie von einer magischen Kraft gesteuert, begann sich in den Meeren der unermeßlich große Vorrat an leblosen Molekülen zu einer lebenden Grundsubstanz der Zelle, dem *Protoplasma*, umzuwandeln.
Wer aber sollte diesen Lebensfunken übertragen, erhalten und weiterentwickeln helfen? Hier mußte sich die Natur etwas ganz Außergewöhnliches einfallen lassen. Um dies bewerkstelligen zu können, waren »Spezialisten« notwendig, die nicht nur die Produktion solcher molekularen Bausteine in Gang setzen, von denen das Leben abhängt, sondern die auch dafür sorgen, daß immer nur die »richtigen Teilchen« zusammengebaut, neu geordnet und erhalten werden. Es mußte ein hoch qualifizierter »Tausendsassa« entstehen, der diese chemischen Prozesse sehr schnell erkennt, ankurbelt, steuert, reguliert und mit höchster Präzision ablaufen läßt. Die Natur entwickelte ein solches kleines Wunderwerk: die Enzyme.
Dies sind winzige, aber außergewöhnlich kraftvolle, molekulare Spezialisten, die einfache Moleküle schrittweise verändern und umwandeln können und so alle komplizierten Verbindungen bilden, denen wir die Entstehung und die Erhaltung des Lebens verdanken.
So formte sich unsere lebendige, biologische Welt mit ihrer unendlichen Vielfalt verschiedener Lebensformen. Je mehr unterschiedliche Arten von Enzymen sich im Verlauf der Evolution bildeten, um so verschiedenartiger wurden die Organismen. Die Nachkommen der ursprünglichen Enzyme befinden sich noch immer in den Zellen heutiger Lebewesen, sie haben den Lebensfunken über alle Generationen weitergegeben.
Forschern in Tübingen ist es gelungen, sogar noch aktive Enzyme in einer ägyptischen Mumie nachzuweisen, die aus der Zeit des Pharao Ramses III. (1150 v. Chr.) stammt. Der grundlegende, unsichtbare Unterschied zwischen lebenden Organismen und »toter Materie« besteht folglich im Vorhandensein von Enzymen. Sie stellen die Lebenskraft jeder einzelnen Zelle dar, die das Wesen und die Vitalität aller Lebewesen bestimmt. Daher werden Enzyme – zu Recht – als Moleküle des Lebens bezeichnet.

Ohne Enzyme kein Leben

Alle Lebewesen – ob Einzeller, Pflanzen, Tiere oder Menschen – hat die Natur mit ganz individuellen Enzymen ausgestattet, welche die Aufgaben aller Zellen mitbestimmen und dafür sorgen, daß jedes einzelne Lebewesen existieren kann. Somit muß es auch Eigenschaften des Lebens geben, die gleichsam für alle Lebewesen gelten. In der Tat gibt es notwendige Kriterien, die das Leben definieren:

1. Lebewesen erhalten sich selbst, sie stehen mit ihrer Umwelt in einem ständigen Austausch von Nährstoffen und Energie (metabolischer Stoffwechsel).
2. Lebewesen besitzen die Fähigkeit, sich selbst fortzupflanzen und gleichartige Nachkommen zu erzeugen (identische Reproduktion).
3. Lebewesen unterliegen der biologischen Evolution; durch das Zusammenspiel von Mutation und Selektion haben sie Eigenschaften erworben, die sie optimal an die herrschenden Umweltbedingungen anpassen (Adaptation).

Auch wenn es schwer vorstellbar ist, so kann nichts von all dem ohne Enzyme geschehen, denn sie steuern jedes Entwicklungsstadium der Lebewesen, d.h. alle biochemischen Umwandlungsprozesse, die für ein Leben notwendig sind. Sie ermöglichen Wachstum, Fortpflanzung und Anpassung an unsere Umwelt. Ohne Enzyme ist kein Leben möglich.

Was sind Enzyme?

Aus der Sicht des Biochemikers sind Enzyme einfache oder zusammengesetzte Eiweißmoleküle (Proteine), die in allen lebenden Zellen und Körperflüssigkeiten gebildet werden und chemische Reaktionen beschleunigen.
Diese trockene Beschreibung läßt kaum die Vermutung zu, daß es sich hierbei um ein kleines Wunder der Natur handelt. Stellen Sie sich vor, daß der menschliche Organismus aus rund 70 Billionen Körperzellen besteht, die jeweils wiederum aus mindestens einer halben Million von Mosaiksteinchen zusammengesetzt sind – und alle können nur durch unsere Enzyme zusammengefügt oder verändert werden, dann läßt sich das Wunderwerk erahnen!
Enzyme bauen alle Zellbausteine (Moleküle) auf, setzen sie zusammen, ordnen sie um und verändern sie so lange, bis diejenigen Produkte gebildet sind, die unser Körper zum Leben braucht. Es gibt somit keine Körperfunktion – ob im Gehirn, in den Gelenken, in allen Organen, im Herz-Kreislauf-System, bei der Immunabwehr oder der Regeneration der Zellen –, die nicht durch Enzyme beeinflußt wird.
Um zu begreifen, wie sie das machen, wagen wir einen kleinen Abstecher in die Biochemie, bei der sich (fast) alles um unsere Zellbausteine dreht. Klugerweise hat sich die Natur ein »Baukastenprinzip« ausgedacht und alle Zellen der Lebewesen mit vier großen Grundbausteinen ausgestattet, die für alle Vorgänge in der Zelle verantwortlich sind. Diese sind:

- die Säuren des Zellkerns (Nukleinsäuren),
- die Zuckerbausteine (Kohlenhydrate),
- die Fette (Lipide) und
- die Eiweißkörper (Proteine) zu denen die Enzyme gehören.

Alle zusammen stellen das Baumaterial für unsere Zellen. So werden die *Kohlenhydrate* als Energiespeicher und Strukturelemente verwendet, die *Lipide* als Bausteine für Zellwände und die *Nukleinsäuren* als Träger der Erbinformation. *Proteine* bauen wesentliche organische Bestandteile des Zellplasmas auf. Fast 90 Prozent unserer Zellproteine arbeiten als Enzyme.
Eine solch große Vielfalt ist notwendig, da diese Grundbausteine wiederum aus kleinen Einzelbausteinchen bestehen, die erst durch Enzyme zusammengesetzt werden müssen.

Diese Vorgänge ähneln dem Zusammenbau einer Uhr. Alle Einzelteile, wie Zahnrädchen, Zeiger, Zifferblätter, Schräubchen etc., können in großen Mengen hergestellt werden. Aber erst wenn ein Spezialist diese Bestandteile nach einem ganz bestimmten Bauplan zusammensetzt, entsteht als Endprodukt eine Uhr. Durch diesen Umwandlungsprozeß ist sie jedoch mehr als nur ein »tickendes Schmuckstück«. Die Uhr wird dadurch zu einem Instrument, das die Zeit messen kann, und erhält so eine ganz spezielle Aufgabe.

Unsere Zellen sind ähnlich zusammengesetzte Erfindungen, bei denen Enzyme die Rolle der perfekten »Umwandlungs-Spezialisten« übernehmen. So suchen sich bestimmte Enzyme nur *Zuckerbausteine*, um Kohlenhydrate zusammenzusetzen, andere fahnden nach *Nukleotiden*, um Nukleinsäuren aufzubauen, weitere fügen *Fettsäuren* und *Glycerin* zu Lipiden aneinander und wieder andere schnappen sich *Aminosäuren*, um Proteine zu bilden.

Damit sind die Enzyme aber noch längst nicht ausreichend charakterisiert. Neben ihren phantastischen Verwandlungskünsten haben sie die einzigartige und grandiose Gabe, alle biochemischen Reaktionsschritte – die spontan viel zu langsam ablaufen würden – um ein Millionenfaches zu beschleunigen. Man muß sich vorstellen, daß es ohne unsere Verdauungsenzyme Jahrhunderte dauern würde, bis ein Stück Fleisch, das wir gegessen haben, in seine Einzelbestandteile zerlegt ist und als Biostoff von unseren Zellen verwertet werden kann. Auch um die Winzer wäre es schlecht bestellt, denn die Weinherstellung, d.h. die Vergärung des Traubensaftes zu Alkohol, würde ohne Enzyme ca. 60000 Jahre dauern. Nur durch Enzyme ist es möglich, daß in unserem Körper 36 Millionen lebenswichtige Stoffwechselprozesse pro Minute stattfinden können. Enzyme erfinden keine neuen Reaktionen, sondern sind »Tempomacher« für ganz normale biochemische Vorgänge. Da sie ähnlich wie Katalysatoren arbeiten – allerdings viel effektiver und ohne Abfallprodukte –, werden sie auch Biokatalysatoren genannt.

Wie sind Enzyme aufgebaut?

Unsere Enzyme sind – wie alle Proteine – aus einer unterschiedlichen Kombination von 20 verschiedenen Typen kleiner Biomoleküle aufgebaut – den *Aminosäuren*. Diese Biomoleküle werden wie einzelne Glieder zu langen Aminosäureketten verknüpft, die sich so lange falten und aufrollen, bis eine Art Knäuel entsteht. An einer ganz bestimmten Stelle bildet sich das *aktive Zentrum*. Hier, im sogenannten *katalytischen Herz*, versteckt sich die geballte Kraft der Enzyme. Alle Enzyme, die wir bis jetzt kennen, unterscheiden sich hauptsächlich durch die Anzahl und die Reihenfolge der aneinandergeketteten Aminosäuren (Aminosäuresequenz). Deshalb sehen alle ein bißchen anders aus. Enzyme können aus 50 oder aus 1000 Aminosäuren aufgebaut sein. Bezeichnend ist, daß jeder einzelne Aminosäurebaustein etwas Einzigartiges zur Struktur und Funktion des Enzyms beiträgt.

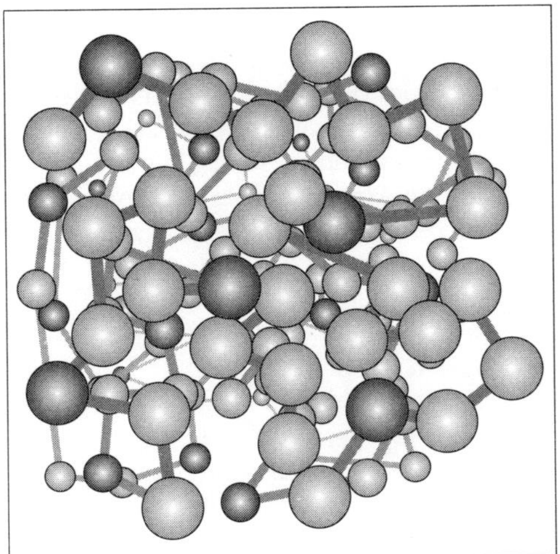

So sieht ein dreidimensionales Modell eines Enzymmoleküls aus, nachdem sich verschiedene Aminosäuren perlschnurartig aneinandergekettet und zu einer Knäuelform zusammengeschlossen haben.

Wie werden Enzyme gebildet?

Die unterschiedlichen Enzyme eines Lebewesens werden von bestimmten Genen im Zellkern jeder einzelnen Zelle gebildet, d.h., die Information für den exakten Bauplan ist im Erbgut jeder Zelle gespeichert. So kann ein Defekt in diesen Genen zur Veränderung, zum Mangel oder gar zum Verlust eines bestimmten Enzyms führen. Ernsthafte Erkrankungen oder sogar Tod können die Folge sein (s. Seite 38f.).

Heute kennen wir über 7000 Enzyme, die in Einzellern, Pflanzen, Tieren und Menschen gebildet werden. Davon wurden ca. 3000 Enzyme allein in unserem Körper identifiziert.

Zusammenfassung

- Enzyme sind Eiweißkörper, die einfache Moleküle schrittweise verändern können und so alle biochemischen Verbindungen bilden, denen wir die Entstehung des Lebens verdanken.
- Ohne Enyzme kann kein Leben existieren. Sie ermöglichen Wachstum, Fortpflanzung und Anpassung an die Umwelt.
- Enzyme sind »Tempomacher«, die alle biochemischen Prozesse um ein Millionenfaches beschleunigen. Sie arbeiten hocheffektiv mit 100 Prozent Ausbeute und ohne Abfallprodukte.
- Sie sind aus 20 verschiedenen Aminosäuren aufgebaut, die sich kettenartig verknüpfen und knäuelförmig zusammenfalten. In einem aktiven Zentrum speichern sie ihre große Kraft und Energie.
- Unsere Enzyme werden von Genen gebildet und ständig in Zellen und Körperflüssigkeiten neu aufgebaut.
- Wir kennen heute insgesamt über 7000 verschiedene Enzyme; im menschlichen Körper konnten bislang ca. 3000 identifiziert werden.

Arbeitsprinzipien der Enzyme

Obwohl heute noch keine Theorie genau erklären kann, warum Enzyme biochemische Prozesse so grandios beschleunigen können, wissen wir schon sehr genau, wie sie funktionieren.

Verwandlungskünstler mit Spezialaufträgen

Jedes Enzym ist ein Spezialist und hat nur einen ganz bestimmten Spezialauftrag, d.h. eine *Wirkungsspezifität.* Es kann entweder nur Zellbausteine spalten, zusammenfügen, reparieren oder erneuern. Durch die Kraft des »aktiven Zentrums« ziehen die Enzyme Moleküle *(Substrate)* an sich, verbinden sich mit ihnen und bilden einen sogenannten Enzym-Substrat-Komplex. Handelt es sich hierbei um ein Enzym, das ausschließlich »spalten« kann, so zerlegt es das Molekül in zwei Teile (Produkte). Ein Teil des Produktes wird zu einem neuen Molekül verändert, das andere wird als »Abfall« verarbeitet. Das Enzym selbst geht unbeschadet aus diesem Vorgang hervor und sucht sich ein neues Molekül, das zerkleinert wird.
Enzyme, die auf »zusammenbauen« programmiert sind, fahnden natürlich nach zwei Zellbausteinen, mit denen sie sich zu einem Enzym-Substrat-Komplex verbinden, und fügen diese anschließend zu einem neuen Produkt zusammen.
Heute kennt man sechs grundsätzlich verschiedene Wirkweisen der Enzyme, nach denen eine Einteilung in sechs Enzymgruppen vorgenommen wurde (s. Seite 97).

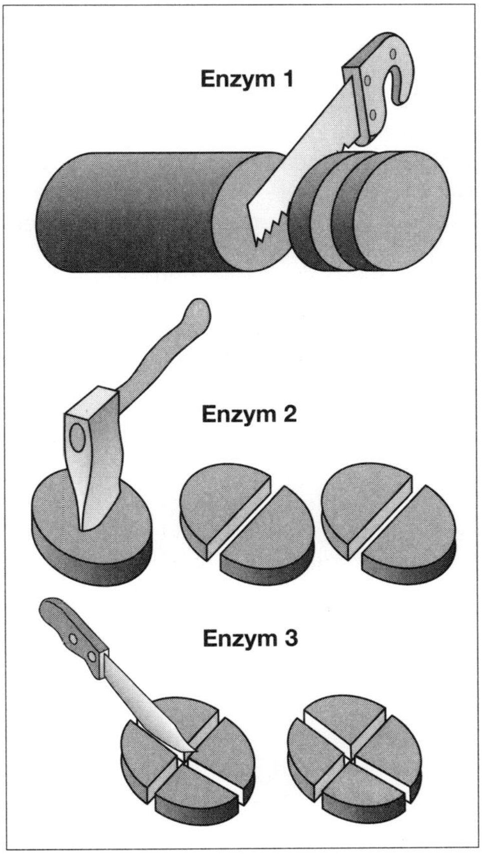

Enzyme sind Spezialisten. Hier symbolisieren eine Säge, ein Beil und ein Messer 3 verschiedene Enzymarten, die ausschließlich Zellbausteine (Substrate) spalten können!

Traumpartner mit idealer Paßform gesucht

In einer einzigen Zelle laufen oft über 1000 verschiedene Reaktionen ab, die alle durch Enzyme in Gang gesetzt werden. Es hätte verheerende Folgen, wenn die Enzyme einfach ziellos jeden x-beliebigen Zellbaustein greifen und willkürlich umbauen würden. Damit die lebenswichtige Ordnung in unserem Körper erhalten wird, können sich die jeweiligen Enzymsorten nur mit ganz bestimmten Bausteinen zum Enzym-Substrat-Komplex verbinden (*Substratspezifität).* Nur ein solcher Traumpartner besitzt die ideale Paßform, die wie ein Haustürschlüssel zum Türschloß paßt. In dem Fall entspricht das Enzym dem Schloß, das aktive Zentrum

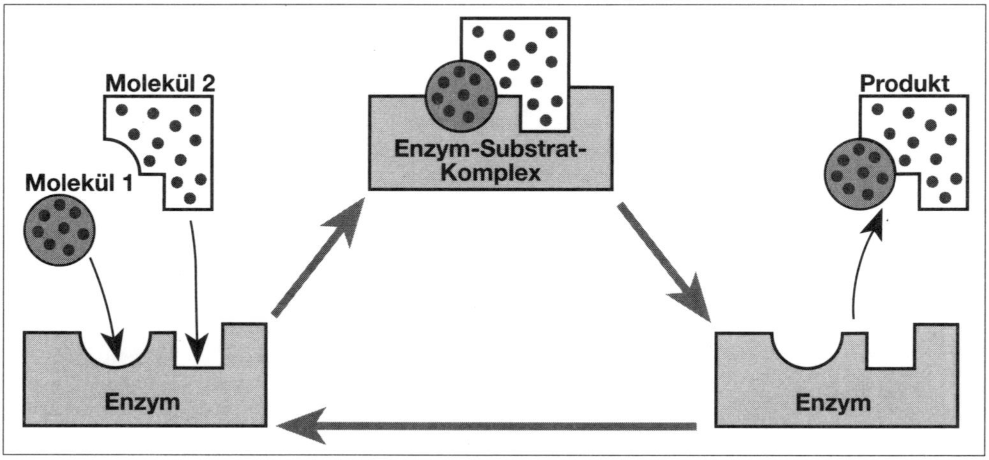

Enzyme, die nur Zellbausteine (Substrate) zusammenbauen können, verbinden sich mit 2 verschiedenen Substraten (Molekül 1 und 2) zu einem Enzym-Substrat-Komplex und bilden ein neues Produkt. Das Enzym bleibt dabei unverändert und startet erneut den gleichen Vorgang.

dem Schlüsselloch, und das Körpermolekül dem dazu passenden Schlüssel. Durch eine Erkennungsstelle im Enzym wird der Traumpartner frühzeitig in dem großen Aufgebot an Konkurrenz-Molekülen wahrgenommen, anschließend werden umgehend die notwendigen Umwandlungsaktionen gestartet. Wie in einem Puzzle können sich somit nur ganz bestimmte Partner mit perfekter Paßform verbinden.
Ein typisches Merkmal für die Wirkung der Enzyme ist der Kreisprozeß. Ein Enzym bindet ein Molekül zu einem Komplex, wandelt es um und entläßt ein neues Produkt. Am Ende des Kreisprozesses ist es wieder in Aktionsbereitschaft und startet erneut den gleichen Vorgang. Dieser Ablauf entspricht dem biologischen Kreislauf aller Lebewesen: Werden – Wachsen – Vergehen.

Enzyme & Co: keine Regel ohne Ausnahme

Unser Körper stellt alle verschiedenen Enzyme unentwegt und in Massen selber her, allerdings mit einer Einschränkung: Für die Produktion einer gewissen Anzahl von En-

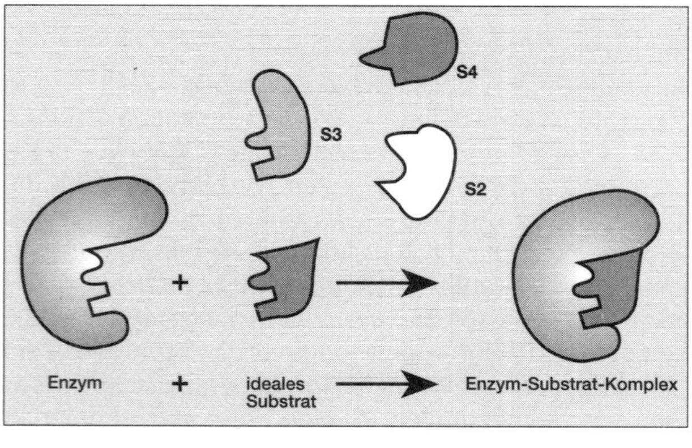

Die verschiedenen Enzymarten können nur mit solchen Substraten einen Komplex bilden, die eine ideale Paßform besitzen und wie ein Schlüssel zum Schloß passen. Die anderen Substrate (S2-S4) sind in diesem Fall ungeeignet.

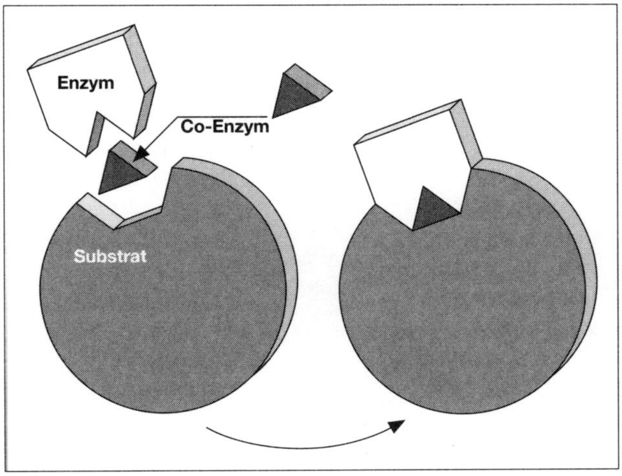

Einige Enzyme benötigen erst Co-Enzyme, um bestimmte Zellbausteine (Substrate) binden und umwandeln zu können.

zymen benötigt er ein winziges Ergänzungsstück – ein sogenanntes *Co-Enzym*. Co-Enzyme bestehen nicht aus Proteinen wie die Enzyme. Es sind kleine Moleküle, die im Gegensatz zu den Enzymen bei ihren Tätigkeiten verbraucht werden können und gegebenenfalls regeneriert oder erneuert werden müssen. Das zur Bildung der Co-Enzyme notwendige Material kann unser Körper leider nicht selbst bilden. Wir müssen es ihm durch die Nahrung zur Verfügung stellen. Diese Baustoffe bestehen aus Vitaminen, Spurenelementen und Mineralien. Hauptsächlich werden die Vitamine B_1, B_2, B_6, B_{12} sowie Vitamin C benötigt, weiterhin Kupfer, Eisen, Nickel, Mangan, Molybdän, Selen, Zink, Magnesium, Natrium und Kalium. Allein das Spurenelement Zink – enthalten in allen Vollkornprodukten – ist als Co-Faktor bestimmter Enzyme für die Herstellung von 80 verschiedenen Enzymen unbedingt erforderlich.

Wenn wir unserem Körper diese wichtigen Baustoffe nicht mit der Nahrung zuführen, gerät nicht nur der gesamte Enzymhaushalt aus dem Gleichgewicht, sondern wir werden krank. Ein langfristiger Mangel z.B. an Vitamin B_{12} führt zu Blutarmut (Anämie), ein Mangel an Vitamin B_1 (Thiamin) zu Beriberi, ein Mangel an Vitamin C zu Brüchigkeit der Blutgefäße und Zahnausfall (Skorbut).

Das Co-Enzym Q – auch Ubichinon genannt – spielt für uns z.B. eine bedeutendere Rolle als bisher angenommen. Es ist eine vitaminähnliche Substanz, die für die Zellatmung und Zellaktivität lebenswichtig ist. Forscher haben festgestellt, daß unser Körper mit zunehmendem Alter immer weniger Co-Enzym Q produziert. Wir empfinden diesen Mangel als Müdigkeit und Energielosigkeit. Es wird vermutet, daß bei nicht ausreichend vorhandenem Co-Enzym Q auch das Risiko ansteigt, an Durchblutungsstörungen oder Arteriosklerose zu erkranken. Hier kann mit gezielter Ernährung oder entsprechenden Präparaten gegengesteuert werden. Reichhaltig an Co-Enzym Q sind pflanzliche Nahrung, Muscheln, Pilze und Hefe.

Das kluge Prinzip der »kleinen Schritte«

In jeder Sekunde unseres Lebens sind 3000 emsige Enzyme, gemeinsam mit ihren noch unbekannten Kollegen, in fließbandartigen Reaktionsketten am Auf- und Abbau von Zellbestandteilen zugange. Damit in unserem Zellhaushalt möglichst sparsam gewirtschaftet wird, hat sich die Natur das kluge Prinzip der kleinen Schritte ausgedacht. Es hilft nämlich, Energie zu sparen, ermöglicht

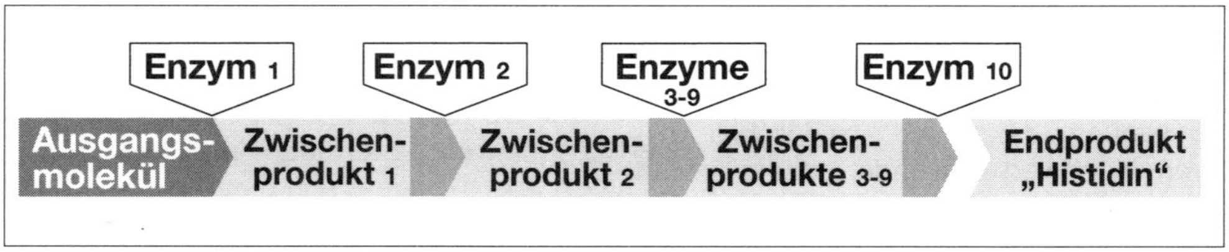

Das Prinzip der »kleinen Schritte« erläutert an der Bildung des Histidins, das uns hilft, Liebeslust zu empfinden: Damit das Endprodukt Histidin entstehen kann, werden erst 9 Zwischenprodukte gebildet, wofür 10 verschiedene Enzyme notwendig sind.

eine rasche Anpassung an den ständig schwankenden Bedarf von Produkten und schafft optimale Chancen für hochsensible Sicherheitskontrollen.

Vor lauter Angst, daß eventuell etwas schieflaufen könnte, produziert unser Körper alle Zellbausteine ganz vorsichtig und stufenweise. Als Beispiel soll die Verknüpfung (Synthese) eines Proteinbausteins dienen, und zwar der Aminosäure *Histidin*. Das Histidin ist auch daran beteiligt, daß wir »Liebeslust« empfinden. Es wird von unserem Körper ab der Pubertät selbst hergestellt. Alle Enzyme, die wir ständig neu bilden, liegen zunächst nicht im fertigen Endzustand vor, sondern als inaktive Zwischenprodukte. So treiben sich Millionen in Alarmbereitschaft befindliche Vorläufer der Enzyme in unserem Körper herum. Erst dann, wenn wir z.B. die Aminosäure Histidin benötigen, wird ein Bausteinchen in charakteristischer »Schrittfolge« durch die Bildung von 9 Zwischenmolekülen stufenweise zum Histidin verändert. Zur Bildung jedes einzelnen Zwischenmoleküls brauchen wir ein ganz bestimmtes Enzym, d.h., zur Fertigstellung des Histidins werden 10 verschiedene Enzyme benötigt.

Wird jedoch der bereits fertige Biostoff Histidin unserem Körper durch die Nahrung angeboten, so ist die zelleigene Histidin-Produktion überflüssig und muß gestoppt werden. Die Aminosäure Histidin ist in Fleisch, Fisch, Käse, Blutwurst und Rotwein enthalten. Wenn in der Zelle ein gewisser Überschuß an Histidin erreicht ist, wird das erste Enzym der Synthesekette blockiert. Daraufhin können alle weiteren Zwischenmoleküle nicht mehr gebildet werden. Damit die restlichen 9 Enzyme nicht arbeitslos in der Zelle herumliegen, werden sie durch sogenannte Repressormoleküle unwirksam gemacht. Falls trotzdem mehr Histidin übrig bleiben sollte als benötigt, macht sich ein zusätzlicher Enzym-Sicherheitstrupp auf den Weg, der überschüssiges Histidin abbaut.

Es ist naheliegend, daß unser Körper Vorgänge nicht nur blockieren und hemmen (*Repression*), sondern auch einleiten und aktivieren (*Induktion*) kann. Auf diese Weise erhält unser Organismus alle Auf- und Abbauprozesse der Zellbausteine in einem harmonischen und dynamischen Gleichgewicht.

Höchstleistung erfordert optimale Arbeitsbedingungen

Enzyme brauchen ganz bestimmte Arbeitsbedingungen, um die von ihnen geforderten »Höchstleistungen« zu vollbringen. Unsere Enzyme entwickeln die größte Aktivität im Bereich von 37 °C, was unserer Körpertemperatur entspricht. Schon bei Temperaturen über 40 °C zerfallen die ersten, bei mehr als 50 °C bricht das gesamte Enzymsystem zusammen. Deshalb ist hohes Fieber – über 40 °C – für uns so gefährlich (s. Seite 34).

Allerdings verringert sich die Enzymtätigkeit mit sinkender Temperatur. Darum halten sich Lebensmittel im Kühlschrank auch länger frisch.

Desweiteren fühlt sich jede Enzymsorte nur in einem ganz bestimmten Milieu wohl. Sie braucht entweder eine saure oder basische Umgebung, d.h. einen spezifischen pH-Wert. Normalerweise findet jedes Enzym an seinem Wirkungsort genau den richtigen Säuregrad vor, den es für seine Arbeit benötigt. So kann das magenspezifische Enzym *Pepsin* nur im sauren Magenmilieu arbeiten (vgl. Seite 21). Krankheiten und falsche Ernährung tragen jedoch dazu bei, daß die Säureverhältnisse verlagert werden und viele Enzyme ihre Wirkung nicht mehr voll entfalten können.

Wenn diese beiden Grundvoraussetzungen – optimale Temperatur und pH-Wert – erfüllt sind, dann kann ein einziges Enzym ca. 100 000 Arbeitszyklen pro Minute schaffen. Das langsamste Enzym, das wir zur Zeit kennen, ist das *Lysozym*, welches bei der Vernichtung von Bakterien hilft. Es verändert rund 30 Moleküle pro Minute, während der »schnellste Spalter« – die *Carboanhydrase* – in nur einer Minute atemberaubende 36 Millionen Bausteinchen verändert.

Zusammenfassung

- Enzyme sind spezialisierte »Verwandlungskünstler«, die Zellbausteine verändern und umwandeln.
- Wie in einem stetigen Kreislauf verbindet sich ein Enzym mit einem Molekül zu einem Komplex, wandelt es um, entläßt ein neues Produkt und startet erneut den gleichen Vorgang – wobei das Enzym selbst unverändert bleibt.
- Jede Enzymgruppe kann nur mit solchen Molekülen einen Komplex bilden, die eine ideale spiegelverkehrte Paßform besitzen und wie ein Schlüssel zum Schloß passen.
- Die Fähigkeit jeder Enzymsorte ist ausschließlich auf ein Tätigkeitsmerkmal beschränkt; sie kann Moleküle entweder nur spalten, zusammensetzen, reparieren oder erneuern.
- Einige Enzyme sind erst mit Hilfe von Co-Enzymen funktionsfähig. Zur Bildung der Co-Enzyme benötigt unser Körper Vitamine, Spurenelemente und Mineralien.
- Unsere Enzyme arbeiten am besten bei einer Temperatur von ca. 37 °C und einem bestimmten Säuregrad (pH-Wert).
- Der schrittweise Auf- und Abbau von Biostoffen ermöglicht ein gezieltes Ein- und Ausschalten von Produktionsschritten durch Enzyme, steuert Angebot und Nachfrage und hält so den Körper im harmonischen Gleichgewicht.

Die wichtigsten Aufgaben unserer Körperenzyme

Enzyme erfüllen eine fast unglaubliche Vielzahl von unverzichtbaren Aufgaben:

Enzyme stellen die Energie zum Leben bereit, bewachen das Erbgut, sind am Zellwachstum, bei der Differenzierung und Alterung von Zellen beteiligt, unterstützen die Zellerneuerung, steuern und beschleunigen alle Stoffwechselprozesse, sorgen dafür, daß unser Blut flüssig bleibt, entgiften den Körper, tragen zur körpereigenen Immunabwehr bei und wehren Krankheitserreger ab, stillen Blutungen, heilen Wunden und Entzündungen.

Praktische Beispiele aus den vielfältigen Aufgabenbereichen sollen dazu beitragen, daß wir unsere eigenen Körperenzyme besser kennen- und schätzenlernen.

Verdauung und Stoffwechsel – ein geniales Recycling-System

Das Wort »Verdauung« umschreibt die Aufspaltung der Nahrung in ihre einzelnen Bestandteile, damit diese als Energie- und Baustoffe in unsere Zellen gelangen können. Die Verwertung der verdauten Nahrung bezeichnet man als Stoffwechsel.
Der Appell vieler Ernährungswissenschaftler, sich gesund zu ernähren, veranlaßte bisher nur wenige Menschen, ihre Ernährungsgewohnheiten umzustellen. Das Interesse steigt jedoch rapide an, wenn bekannt wird, daß z.B. ein schlaffer Bauch, frühzeitige »Krähenfüßchen« an den Augen, Krampfadern oder gräulich stumpfe Haare in erster Linie mit der Verdauung zusammenhängen.
Egal, was wir an Nahrung zu uns nehmen, ob Schweinebraten, Sahnetorte, Knäckebrot oder Salat, wir essen fast nichts anderes als unterschiedliche Mengen von Eiweiß, Fett und Kohlenhydraten. Um diese Grundnahrungsstoffe in verwertbare Biostoffe zu verwandeln, benötigen wir drei Enzymgruppen: die eiweißspaltenden *Proteasen*, die fettspaltenden *Lipasen* und die kohlenhydratspaltenden *Amylasen*.
Die Verdauung beginnt bereits im **Mund**, wenn sich unsere Nahrung beim Kauen mit Speichel vermischt. Hier stürzt sich gleich der erste Enzymtrupp, die Amylasen, auf die Kohlenhydrate und beginnt mit der Zerkleinerungsarbeit.

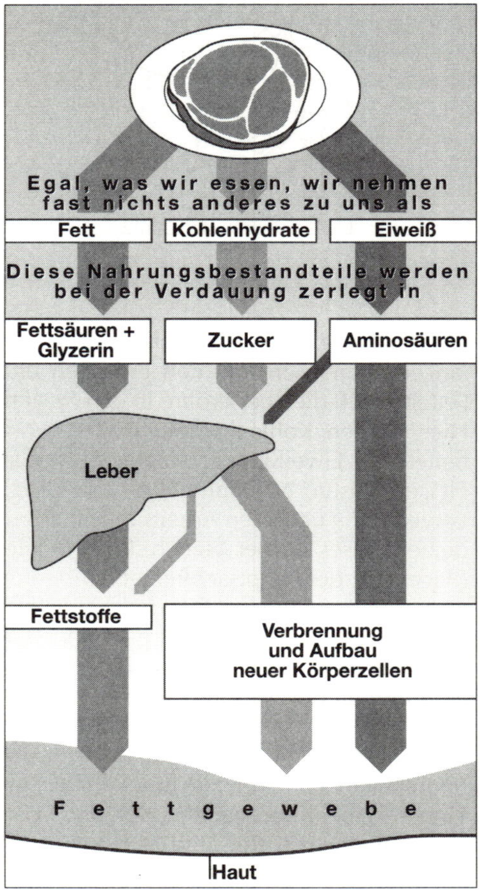

Ein geniales Recycling-System: unsere Verdauung und unser Stoffwechsel

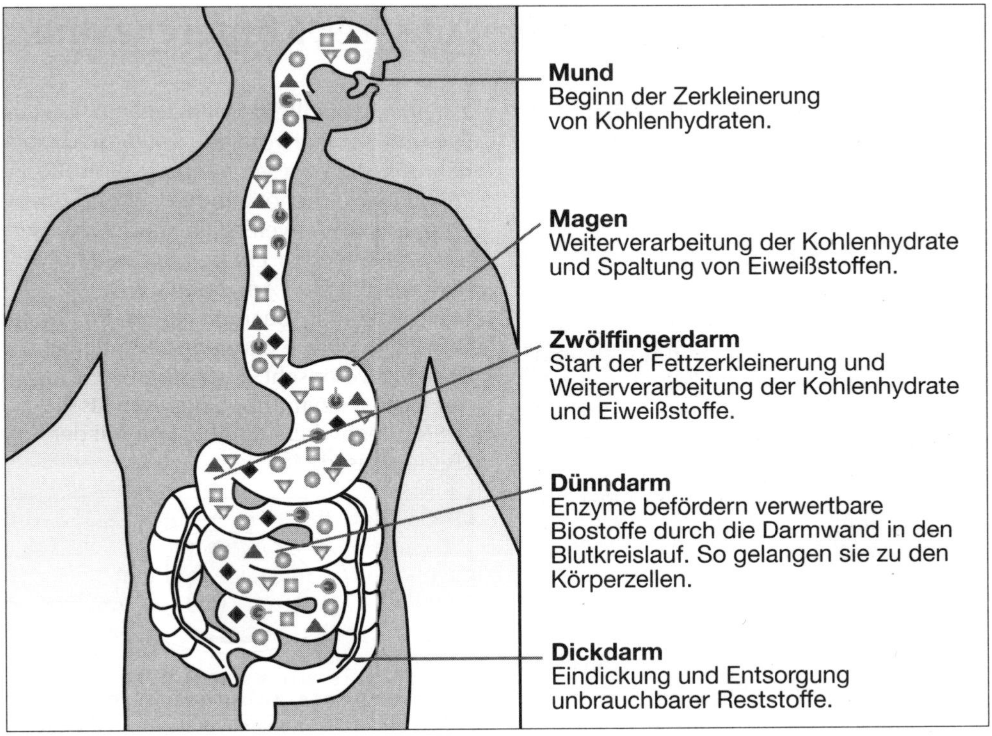

Unser Verdauungssystem: Ohne Verdauungsenzyme würde es Jahrhunderte dauern, bis ein Stück Schweinebraten nach der Mahlzeit in seine Bestandteile zerlegt ist und verwertet werden kann.

Die Spaltprodukte der Kohlenhydrate gelangen gemeinsam mit den Eiweißen und Fetten durch die Speiseröhre in den **Magen**. Hier werden Kohlenhydrate weiter verarbeitet und Eiweißkörper aufgeknackt, also Fleischspeisen, Milchprodukte, Eier, Fisch vorverdaut. Für diesen Arbeitsaufwand produziert unser Körper täglich 1 bis 2 Liter Magensaft, der hauptsächlich aus Salzsäure und eiweißspaltenden Enzymen, wie z.B. Pepsin, besteht. Die Salzsäure erfüllt wichtige Aufgaben: sie macht das Pepsin aktiv, tötet die mit der Nahrung aufgenommenen Bakterien ab, regt die Hormonproduktion im Magen an und hilft Mineralstoffen und Spurenelementen, in die Blutbahn zu gelangen. Leicht verdauliche Kohlenhydrate wie Brot, polierter Reis und Nudeln werden schon im oberen Bereich des Magens verdaut. Die Eiweißverdauung findet vorwiegend im unteren Magenabschnitt statt.

Der Speisebrei gelangt dann schubweise in den **Zwölffingerdarm**. Hier wird die gründlichste Enzymarbeit geleistet. Auch die bis dahin unveränderten Fette werden nun zerkleinert und durch den Saft der Gallenblase löslich gemacht. Dazu schüttet die **Bauchspeicheldrüse** täglich rund 1,5 Liter Saft in den Zwölffingerdarm. Er besteht aus den schon genannten »Spaltungs-Profis« Proteasen, die stündlich bis zu 300 g Eiweiß abbauen, den Lipasen, die bis zu 175 g Fett zerkleinern und den Amylasen, die bis zu 300 g Kohlenhydrate umwandeln. Damit diese Enzyme rechtzeitig und in ausreichender Menge zur Verfügung stehen, hat bereits der Magen Eilboten (bestimmte Hormone) ausgesandt und Galle sowie Bauchspeicheldrüse informiert, daß bald mit verstärkter Arbeit zu rechnen ist. So können nun die einzelnen Bestandteile in für uns verwertbare Biostoffe zerlegt werden: die

Kohlenhydrate in Einfachzucker, die Eiweiße in Aminosäuren, die Fette in Glyzerin und Fettsäuren.
Die nunmehr kleinen wertvollen Bruchstückchen wandern im Breigemisch durch den **Dünndarm**, wo sie in emsiger Fließbandarbeit herausgepickt werden und mit Hilfe von Enzymen durch die Dünndarmwand in den Blutkreislauf gelangen. Der Blutstrom befördert die Nährstoffe zu den einzelnen Zellen unseres Körpers, wo sie wieder zu Makromolekül-Bausteinen zusammengesetzt werden. Natürlich sind bei jedem Schritt wiederum Enzym-Profis am Werk. Gleichzeitig bauen Enzym-Spezialtruppen Schadstoffe und Körpergifte so geschickt um, daß sie nicht mehr durch die Darmwand ins Blut gelangen können.
Die unbrauchbaren Reststoffe werden eingedickt und landen als »Sondermüll« im **Dickdarm**. Auf dieser letzten Station übernehmen unsere hauseigenen Bakterien einen immensen Arbeitspart. Sie verdauen nicht nur fleißig den »Rest«, sondern produzieren unentwegt ganz bestimmte Aminosäuren und Vitamine. Desweiteren stellen sie für uns Enzyme her, die das noch Unverdaute einem Gärungs- und Fäulnisprozeß unterwerfen. Diese Bakterien sind willkommene »Untermieter« in unserem Körper, mit denen wir einen Vertrag abgeschlossen haben, der auf gegenseitigem Profit beruht (Symbiose). Der ausgeschiedene Kot besteht hauptsächlich aus diesen Bakterien und abgestoßenen Darmzellen und nicht, wie man annehmen könnte, aus unverdauter Nahrung. Dieses geniale Recycling-System kann jedoch nur dann unsere Körperzellen mit wertvollen Biostoffen versorgen, wenn sie in unserer Nahrung enthalten sind. Essen wir täglich nur Currywurst, Pommes frites, Dosengerichte und Schokolade, dann verkümmern etliche tausend Enzyme. Ernähren wir uns aber ausgewogen, mit frischem vitaminreichem Gemüse und viel Obst, dann halten wir nicht nur unsere eigenen Enzyme fit, sondern unterstützen ihre Arbeit mit zusätzlichen tierischen und pflanzlichen Enzymkollegen.

Enzyme verzögern frühzeitiges Altern und halten länger jung

Wir können zwar den biologischen Vorgang des Alterns nicht stoppen, aber wir können mit einer enzym- und biostoffreichen Ernährung und vernünftigen Lebensweise fit und aktiv ein hohes Alter erreichen.
Der normale Alterungsprozeß läuft hauptsächlich in unseren Zellen ab, d. h. nicht wir werden alt, sondern unsere Zellen. Die eigentliche Zeituhr, die in uns tickt, ist der begrenzte Nachschub an neuen, frischen Zellen, denn jede Körperzelle kann sich nur ca. 50mal teilen. Je älter wir werden, um so größer wird die Menge an alten, teilungsunfähigen Zellen, die zudem »porös« werden und Wasser verlieren. Die Zellsubstanz wird faltig und schrumpft zusammen. Die Folge davon ist, daß Schlackstoffe nicht mehr ausreichend abgebaut und abtransportiert werden können, sich zusehends anhäufen und liegen bleiben.
Enzyme sind jedoch in der Lage, die Verschlackung der Zellen zu verzögern und damit verbundene Abnutzungsvorgänge zu verlangsamen. Dadurch können sie den Alterungsprozeß zwar nicht verhindern, aber doch so stark bremsen, daß keine vorzeitigen Alterserscheinungen und Alterserkrankungen entstehen.
Tatsächlich altern wir schon ab dem 30. Lebensjahr, obwohl wir zu diesem Zeitpunkt noch über junge und teilungsfähige Zellen verfügen. Der Grund dafür ist allein ein Versorgungs- und Entsorgungsproblem unserer 70 Billionen Körperzellen. Sie verlieren zu früh ihre Vitalität, weil die Blutversorgung nicht ausreichend klappt und sie nicht genügend von den Nährstoffen bekommen, die sie zum Leben brauchen. So sammeln sich Stoffwechselabfälle nach und nach in unseren Zellen an.
Hier schließt sich wieder der Kreis im Recycling-System: erst die richtigen Nährstoffe garantieren eine optimale Versorgung der Körperzellen sowie ein harmonisches Zusammenspiel unserer Enzymteams und halten uns vital und gesund.

Der Alterungsprozeß wird aber auch von anderen Faktoren beeinflußt, wie z.B. Erbanlagen, Lebensgewohnheiten, Krankheiten und Umwelteinflüssen. Wissenschaftler weisen darauf hin, daß der Mensch auf eine biologische Lebenserwartung von 108 bis 120 Jahren vorprogrammiert ist. Wer klug ist, schlägt dem Alter ein Schnippchen und verwöhnt seine Körperzellen mit vollwertiger Nahrung und enzymreicher, vitaminhaltiger Rohkost. Viel Bewegung an frischer Luft, reichliches Trinken von Wasser sowie die Vermeidung von Alkohol und Nikotin tun ein übriges dazu.

Liebe – Sexualität – Fortpflanzung: was passiert, wenn ein Enyzm fehlt?

Eine der faszinierendsten Fähigkeiten aller Lebewesen ist die Gabe, sich selbst zu vermehren. Es klingt zwar nicht gerade romantisch, aber auch der Inbegriff des Lebens – unsere Fortpfanzung – ist letztendlich nichts anderes als ein äußerst präzise ablaufender biochemischer Prozeß, der ohne unsere Enzyme nicht funktionieren könnte. Selbst Liebeslust und Orgasmus sind »reinste Biochemie«. Somit hat die Natur ganz spezielle Nähr- oder Eiweißstoffe und selbstverständlich Enzyme damit beauftragt, unsere Fortpflanzung zu sichern. Und wiederum geht es um die sinnvolle Versorgung unseres Körpers mit Biostoffen, denn Libido und Orgasmus werden z.B. nur dann ausgelöst, wenn sich 28 Aminosäuren bilden können und sich zu einem Depot vereinigen. Durch eine enzymatische Veränderung entsteht aus der Aminosäure *Histidin* die hormonähnliche Substanz *Histamin*. Diese spielt nicht nur bei Allergien und Entzündungen eine Rolle, sondern wirkt auch bei der Liebe sozusagen als »Lusthormon«, dessen Bildung z.B von Mineralstoffen wie Zink und Kupfer abhängig ist. (Vollkorn, Naturreis, Weizenkeime, Austern und Bierhefe enthalten Zink, kupferhaltig sind Krusten- und Schalentiere, Innereien, getrocknete Hülsenfrüchte.) Ein Mangel an diesen Substanzen führt zu der meist unerklärlichen Lustlosigkeit. Das Vitamin B_6, vorhanden in Gerste, Weizen und Hering, kann die Produktion des »Lusthormons« fördern und der Lustlosigkeit entgegenwirken.

Welche Auswirkungen es haben kann, wenn z.B. nur ein Enzym fehlt, beschreibt das nachfolgende Beispiel anhand der Befruchtung. Bei der Entstehung des menschlichen Lebens gelangen die männlichen Samenzellen nur über raffiniert ausgeklügelte Enzymsysteme zur weiblichen Eizelle. Zur Befruchtung der Eizelle benötigt die Samenzelle das Enzym *Akrosin,* das ihr ermöglicht, die Zellwand der Eizelle zu durchdringen. Fehlt jedoch das Akrosin, ist die Eihülle nicht zu überwinden, und die Eizelle bleibt unbefruchtet. Das Fehlen dieses einen Enzyms verhindert somit die Fortpflanzung. Dies ist eine der häufigsten Ursachen für die Sterilität des Mannes.

Zusammenfassung

- Ein ausgewogenes Mengenangebot an den Grundnahrungsstoffen Eiweiß, Fett und Kohlenhydrate zzgl. Vitamine, Spurenelemente und Mineralien hält Verdaungs- und Stoffwechselenzyme aktiv und garantiert ein optimales Nährstoff-Recycling sowie eine effektive Entsorgung der Stoffwechselabfälle. So bleiben unsere Körperzellen vital und gesund.
- Auch Sexualität und Fortpflanzung sind von der Versorgung mit Biostoffen und der Enzymaktivität abhängig. Der Verlust eines Enzyms – des Akrosins – führt zur Unfruchtbarkeit des Mannes.
- Enzyme verzögern die altersbedingte Verschlackung unserer Zellen und beugen frühzeitigen Alterungserscheinungen vor.

Unsere Lebensversicherung: Selbstheilung

Die Natur hat dem menschlichen Körper eine Art Lebensversicherung mit auf den Weg gegeben, die uns vor ständigen Umwelteinflüssen schützt, schädliche Krankheitserreger bekämpft, Gifte abwehrt und Verletzungen so gering wie möglich hält. Jedes Versicherungsunternehmen würde bombastische Umsätze erzielen, könnte es allen Menschen eine solche Lebensversicherungspolice verkaufen, die gleichzeitig Schäden fast aller Art mit einschließt, wie Unfall, Abtransport von Unfalltrümmern, Wetterschäden, Krankheit, Versorgungs- und Sachschäden durch Selbstverschulden, Raubbau mit eigener Gesundheit, Mißbrauch von Drogen, Alkohol und Nikotin, Haftpflicht zur Wiederherstellung von Gesundheit. Wir hingegen haben eine solche Police von der Natur geschenkt bekommen, und damit haften wir auch selbst. Sie heißt: Selbstheilungsfähigkeit. Es liegt nahe, daß diese körpereigenen Kräfte – ähnlich wie abgeschlossene Versicherungen – nicht überstrapaziert werden dürfen, sonst wird sich das im früheren oder späteren Lebensalter negativ auszahlen.

Unsere Selbstheilungskaft verdanken wir zwei extrem wichtigen und einzigartigen Körpersystemen: unserem Abwehrsystem (Immunsystem), das den Körper außen und innen vor Schadstoffen schützt, und einem Reparatursystem, das Körperschäden beseitigt (s. Seite 28). Für beide Systeme sind Enzyme so unentbehrlich, daß man ihnen »Selbstheilungskräfte« zusprechen kann.

Ohne Enzyme würden wir verbluten

Der Mensch verfügt über ein weitverzweigtes und exzellent durchdachtes Blutgefäßsystem, damit jede einzelne Zelle gleich gut mit Nährstoffen und Sauerstoff versorgt und entsorgt werden kann. Aber nur eine einzige Verletzung dieses Netzwerkes – und sei sie noch so klein – könnte unweigerlich zu einer Katastrophe führen: wir würden nämlich

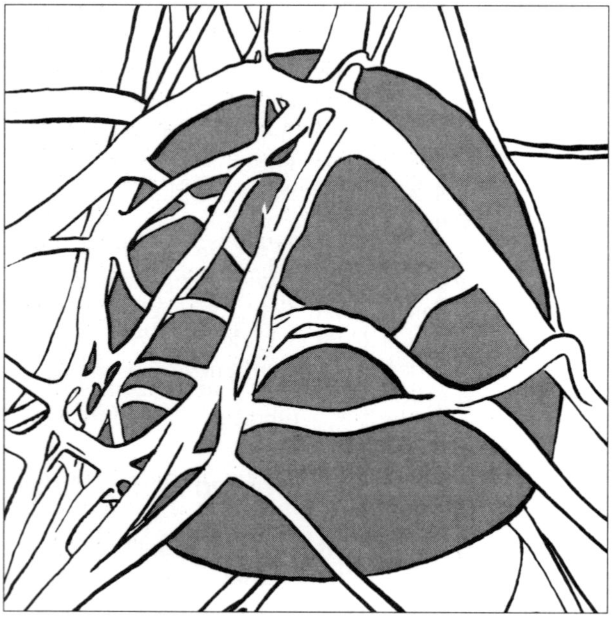

Wie ein Netzwerk wickeln sich Fäden aus dem Blutklebstoff Fibrin um ein rotes Blutkörperchen und halten es gefangen.

langsam verbluten. Wenn wir uns aber z.B. in den Finger schneiden, hört – Gott sei Dank – die Blutung irgendwann auf. Das Blut, das unsere Enzyme im Normalfall flüssig halten, wird an der Schnittstelle dicker, klumpt zusammen und dichtet das »Leck« ab. An diesem Vorgang der Blutgerinnung ist eine große Gruppe von Enzymen beteiligt, die ausschließlich an dieser Stelle das flüssige Blut in eine feste Form verwandeln kann. Hierzu wird ein Bestandteil des Blutes – das *Fibrinogen* – durch 15 verschiedene, nacheinander wirkende Enzyme in den Blutklebstoff *Fibrin* umgewandelt. Die Fibrinmoleküle verbinden sich miteinander und bauen ein gitterartiges Netzwerk auf, in dem sich viele Blutkörperchen verfangen und so ein Blutgerinnsel bilden. Mit diesem Blutgerinnsel wird die Wunde von innen dicht gemacht. Damit der Prozeß der Blutgerinnung nur im akuten Notfall und nur am Verletzungsort passiert, entsteht der Blutklebstoff Fibrin erst auf Veranlassung eines Enzyms namens *Thrombin.* Dieses wiederum kann erst dann aus dem *Prothrombin* gebildet werden, wenn spezielle Enzymkollegen sich vergewissert haben, daß es sich wirklich um einen Notfall handelt. Diese vielen Kontrollen sind unbedingt notwendig, damit sich nicht irgendwo anders Blutgerinnsel bilden, die dann gesunde Blutgefäße verstopfen können, was z.B. bei einer Thrombose geschieht (s. Seite 58). Die enzymatischen Gerinnungsexperten arbeiten übrigens sehr eng mit dem Immunsystem zusammen, damit der »Unfallort« vom übrigen Körpergewebe sauber abgegrenzt wird und alles in Sekundenschnelle geschehen kann. Läuft die Gerinnung nicht mit der vorgesehenen Präzision ab, kann eine Enzymstörung oder ein Enzymmangel vorliegen.

Enzyme beseitigen zerstörtes Gewebe

Ob wir uns in den Finger schneiden, ihn quetschen, prellen oder einen Bluterguß haben, es werden immer feinste Blutgefäße zerrissen und Gewebezellen zerstört. Bei jeder Art von Verletzung muß demnach nicht nur das ins Gewebe ausgeflossene Blut zu einem Blutpfropfen gerinnen, damit wir nicht verbluten; es müssen auch die zerstörten Gefäße umgehend geflickt und alle Zelltrümmer entfernt werden. Je nach Größe der Verletzung kann es sich dabei um Millionen von zerstörten Zellen handeln. Zudem befindet sich eine große Menge von geronnenem Blut an der Unfallstelle, das zwar notwendigerweise die Wunde abdichtet, aber auch gleichzeitig die Zufahrtswege für die dringend erforderlichen Kolonnen an »heilenden Helfern« versperrt. Und genau hier vollbringen unsere Enzyme die nächste gute Tat. Sie beseitigen nämlich die verklebten Fibrinnetze und ermöglichen so erst die Wundheilung. Zudem lassen sie es sich nicht nehmen, die Zelltrümmer zu zerkleinern und beim Abtransport zu helfen. Je energischer gerade eiweißspaltende Enzyme zupacken, um so schneller können die Reparaturarbeiten vollzogen werden. Von der Flinkheit unserer Enzyme hängt somit die Geschwindigkeit des Heilungsprozesses ab.

Enzyme verschließen Wunden

Wenn das enzymatische Säuberungsteam den Unfallort von Zelltrümmern und Unrat gereinigt hat, helfen Reparaturenzyme umgehend bei der Entstehung von neuen Gewebezellen, der Narbenbildung. Sobald die Wunde durch Vernarbung dauerhaft geheilt ist, machen sich Enzyme im Eiltempo daran, die Blutkruste wieder zu entfernen.

Wenn Wunden nicht zügig heilen oder sich wülstige Narben bilden, dann ist das ein Zeichen, daß unsere Enzymversorgung gestört ist.

Enzyme vernichten Schadstoffe

Bei Verletzungen gelangen meist gleichzeitig Schadstoffe, Gifte, fremde Bakterien oder Krankheitserreger in unseren Körper.

Unser Immunsystem der Zellabwehr reagiert darauf z.B. mit der Bildung von Eiter, um Fremdkörper schnellstmöglich unschädlich zu machen. Aber auch abgetötete Krankheitserreger, wie Bakterien, Viren, Pilze und Parasiten, besitzen noch schädigende Giftstoffe, die genauso wie Luftschadstoffe unverzüglich aus dem Körper geschafft werden müssen. Unsere Enzyme zersetzen diese Gifte und machen sie abtransportfähig. Sie verhindern damit eine innere Verschmutzung und Vergiftung unseres Organismus.

Enzyme heilen Entzündungen

Wenn Fremdstoffe wie Splitter, Schadstoffe oder Krankheitserreger in unseren Körper eindringen, dann wehrt er sich fast immer mit einer Entzündungsreaktion. Enzyme regulieren, fördern und beschleunigen alles, was dazu beiträgt, die entstandenen Entzündungsschäden einzugrenzen, zu beseitigen und neues gesundes Gewebe zu bilden. Da die Entzündung ein wichtiger biologischer Vorgang ist, um unsere Körperabwehrkräfte zu mobilisieren, wird sie ausführlich besprochen (s. Seite 33ff.).

Enzyme bauen Schwellungen ab

Als Folge von Entzündungen treten Schwellungen (Ödeme) oder Blutergüsse (Hämatome) auf. Enzyme helfen dabei, die geschwollene Entzündungstelle mit einem Schutzwall aus dem Blutklebstoff Fibrin abzugrenzen. So nützlich dieser Wall auch ist, so verschlechtert er doch die Versorgung des Gewebes mit Sauerstoff und Nährstoffen und behindert die Entsorgung von Zelltrümmern und Entzündungsprodukten. Besonders die eiweißspaltenden Enzyme unterstützen den anschließenden Abbau des Fibrinwalls und die Beseitigung von Zelltrümmern. Dadurch erleichtern sie den Abtransport kleiner Zellbruchstücke über das Blut- und Lymphsystem. Die bestehende Schwellung wird schneller abgebaut und eine Neubildung verhindert.

Enzyme lindern Schmerzen

Wenn sich eine Schwellung bildet, so drückt diese wie ein »schwerer Sack« auf das umliegende Gewebe und reizt dadurch kleine Nervenzellen. Die Nervenzellen leiten diesen Reiz an das Gehirn weiter, wir verspüren dann einen Schmerz. Beim Rückgang der Schwellung läßt der Druck auf die Nervenzellen nach, und damit verringert sich auch der Schmerz. So tragen Enzyme indirekt zur Schmerzlinderung bei.

Enzyme halten das Immunsystem aktiv

Das körpereigene Abwehrsystem – das Immunsystem – ist vielleicht das komplizierteste Regelwerk in unserem Organismus. Seine Aufgaben und Regulationsweisen sind noch lange nicht vollends erforscht und verstanden. Das Immunsystem stellt unsere wichtigste Körperwaffe dar, denn es muß ständig alle Krankheitserreger, Fremd- und Schadstoffe im Körper aufspüren, erkennen, vernichten und abtransportieren, um unsere Gesundheit zu erhalten. Dieses äußerst leistungsfähige Abwehr- und Reparatursystem verfügt über eine Vielzahl an Helfern, die im ganzen Körper verteilt sind. Diese sind in jeder Sekunde darauf bedacht, Gesundheitsstörungen rückgängig zu machen und den Normalzustand wiederherzustellen.

Enzyme beeinflussen das Immunsystem, indem sie in mehrere Regelkreise eingreifen. Vereinfacht ausgedrückt halten Enzyme unsere Abwehr in Schwung. Sie tragen dazu bei, unsere Abwehrkräfte zu mobilisieren, zu steigern oder wieder neu aufzubauen, und helfen, das Immunsystem im Gleichgewicht zu halten. Da das Zusammenspiel des Immun- und Enzymsystems für unseren Selbstheilungsprozeß von enormer Bedeutung ist, wird dieses Thema in einem gesonderten Kapitel umfassend erklärt (s. Seite 28).

Enzyme schützen Herz und Gefäße

Daß die Wände unserer Blutgefäße beweglich bleiben, sich verengen und erweitern können, verdanken wir hauptsächlich dem Enzym *Elastase,* das die Fasern der Gefäßwände – und auch anderer Gewebe – elastisch hält. Es beugt damit Verhärtungen und Verkalkungen vor. Indirekt schützen so die Enzyme auch unser Herz. Denn wenn das Blut ungehindert durch alle Gefäße fließen kann, muß das Herz keine zusätzliche Pumpleistung vollbringen.

Zusammenfassung

- Enzyme bilden Blutgerinnsel zur Abdichtung von Wunden, damit wir nicht verbluten.
- Enzyme sorgen dafür, daß unser Blut flüssig bleibt und die Blutgerinnung nur im Notfall direkt am Unfallort eintritt.
- Enzyme reparieren beschädigtes Gewebe,
  - schließen und heilen Wunden,
  - bauen Schwellungen ab,
  - heilen Entzündungen,
  - lindern Schmerzen,
  - beseitigen Schadstoffe und Krankheitserreger.
- Enzyme verhindern eine innere Vergiftung und Verschmutzung unseres Körpers.
- Enzyme schützen Herz und Gefäße vor schädlichen Ablagerungen.
- Enyzme unterstützen die körpereigene Abwehr.

Unser Immunsystem: die stärkste Körperwaffe gegen Erkrankungen

Das wichtigste System, das unseren Organismus in jeder Sekunde des Lebens vor Krankheitserregern schützt, ist das Immunsystem, dessen bedeutende Aufgabe in der Gesundheitserhaltung und Selbstheilung liegt. Es ist unsere stärkste Körperwaffe gegen Erkrankungen. Leider gefährden wir oft selbst die Leistungskraft unseres eigenen Abwehrsystems durch Ernährungsfehler, ungesunde Lebensweise, Alkohol-, Nikotin- und Drogenmißbrauch. Aber auch Luftschadstoffe, Umweltgifte und Medikamente, wie z.B. Kortison oder Zytostatika (das sind chemische Medikamente, die das Zellwachstum hemmen), schwächen und schädigen das Immunsystem. Da die Wirkweisen unseres Abwehrsystems für das Verständnis von Erkrankungen eine enorme Bedeutung haben, sollten wir wissen, wie unser Immunsystem funktioniert. Warum uns selbst Ärzte selten darüber aufklären, liegt vielleicht daran, daß das Immunsystem wohl zu den kompliziertesten Mechanismen in unserem Körper gehört. Auch heute noch ist das Zusammenspiel aller Immun-Hilfskräfte nicht eindeutig geklärt.

Eine große Armee zur Verteidigung: von mächtigen Freßzellen bis zum Killer

Unser Immunsystem ist – wie auch das Enzymsystem – nicht an einem bestimmten Standort lokalisiert, sondern sinnvoll im gesamten Organismus verteilt, da es uns ja von außen und innen vor krankhaften Eindringlingen schützen muß. Die meisten Krankheitserreger bedrohen uns von außen und versuchen, durch alle möglichen Körperöffnungen einzudringen. So hat die Natur z.B. Augen, Mund, Nase, Geschlechtsöffnung und Darm mit schützenden Schleimhäuten versehen, in deren Zellen das kämpferische Enzym Lysozym ständig vor Ort ist, um bakterielle Erreger anzugreifen und zu vernichten. Wie wir wissen, reicht diese Verteidigung meist nicht aus, da unsere Angriffsfläche viel zu groß ist.

So hat sich im Laufe der Evolution ein leistungsfähiges Abwehr- und Reparatursystem mit ganz besonders ausgebildeten Immunzellen (*zelluläres* Immunsystem) und speziellen Molekülen (*humorales* Immunsystem in Körperflüssigkeiten) gebildet, das mit einer Vielzahl von hintereinandergeschalteten Enzymsystemen zusammenhängt. Neben dem Gehirn verfügt es als einziges Körperelement über eine Art Gedächtnis. Das erklärt auch, warum sich unser Körper z.B. bei einer durch gleiche Erreger wiederholt ausgelösten Grippe umgehend an diese Eindringlinge erinnert und sie schneller bekämpfen kann.

Da unser Abwehrsystem aber nicht nur im akuten Fall Krankheitserreger erkennen und beseitigen muß, sondern auch eine permanente Körperpolizei braucht, die funktionsuntüchtige oder plötzlich wuchernde Zellen und Schlackstoffe aufspürt und entfernt, benötigen wir eine ganze Armee zur Verteidigung unserer Gesundheit.

Sinnigerweise wird ein Großteil unserer Verteidigungsarmee, die sogenannten Immunzellen, im Knochenmark gebildet. Dieses ist eng mit dem Blut- und Lymphsystem verbunden und garantiert damit die erforderlichen Transportwege. Die jungen Immunzellen, die vorwiegend zu den weißen Blutkörperchen (Leukozyten) gehören, verändern sich zu sogenannten T- und B-Zellen und bleiben solange im Knochenmark, bis sie für ihre Aufgaben abkommandiert und in den Körper geschleust werden. Bevor sie aber ihren aktiven Dienst in der Verteidigungsarmee übernehmen können, werden sie in unterschiedliche »Ausbildungszentren« geschickt. Die Gruppe der T-Zellen erhält ihre Schulung im sogenannten Thymus, einem lappenförmigen Organ im vorderen Teil der Brusthöhle, das auch für das Knochenwachstum von Bedeutung ist. Hier werden sie zu T-Lymphozyten ausgebildet, deren Spezialisierung die Feinderkennung und -vernichtung ist, z.B. die Beseitigung von Tumorzellen oder virusinfizierten Körperzellen. Ein Großteil dieser T-Lymphozyten erhält eine weitere Spezialschulung. Sie werden entweder als Killerzellen zur gnadenlosen Zerstörung gedrillt oder als Gedächtniszellen ausgebildet, die alle wichtigen Informationen zur Feindentlarvung speichern und weitergeben.

Die andere Mannschaft, die B-Zellen, werden zu sogenannten B-Lymphozyten umgeschult und in anderen, darmnahen Zentralen ausgebildet und vermehrt. Ihre Aufgabe ist es, ganz bestimmte Abwehrkörper zu bilden, die Antikörper. Diese sind in der Lage, Krankheitserreger und Schadstoffe zu erkennen und zu greifen. Sie »krallen« sich ganz fest und signalisieren so den anderen Immunkollegen, daß diese Schädlinge dingfest gemacht sind und vernichtet werden sollen. Damit diese Abwehrkräfte im Krisenfall schnellstmöglich mobilisiert werden können, verfügen wir über bestimmte »Bereitschaftszentren«. So stellt der Thymus das größte Reservoir an Immunzellen dar, die Milz dient als reines Zelldepot und die Lymphknoten fungieren als wichtige, im gesamten Körper verteilte Sammelstellen, in denen auch die Erkennung von Körperfeinden stattfindet.

Aber mit dieser Art von Verteidigung ist unser Abwehrsystem noch längst nicht erschöpft. Wir besitzen zusätzlich ein eigenständiges System der Entgiftung, das eng mit den obigen Armeemitgliedern zusammenarbeitet. Diese wichtige Abwehrfunktion übernehmen die sogenannten Makrophagen (große Freßzellen) und Granulozyten (kleine Freßzellen). Sie sitzen in Schleimhäuten, Geweben und Organen wie Lunge, Leber und Gehirn und sorgen für die Entgiftung und Beseitigung von Unrat. Sie können zudem auch selbständig umherwandern und z.B. infizierte Körperzellen, Schadstoffe oder Krebszellen erkennen und vernichten. Die unheimliche Stärke dieser Freßzellen ist es, Körpereindringlinge oder Giftstoffe zu umfließen, zu verschlingen und mit Hilfe von Enzymen aufzulösen. Diesen Vorgang nennt man Phagozytose. Die Freßzellen verhindern damit die Ablagerung von schädlichen Stoffen in unserem Gewebe. Aufgrund ihrer Fähigkeiten entscheiden sie letztlich auch über die Wahl der einzusetzenden Angriffswaffen.

Präzise Schlachtpläne für den Ernstfall: wie unsere Abwehr funktioniert

Für alle Substanzen, die unserer Gesundheit schaden können, ob Giftstoffe (Toxine), UV-Strahlen, Krankheitserreger wie Pilze, Bakterien oder Viren, Tumorzellen, geschädigtes Gewebe, Chemikalien, Schlackstoffe oder Unrat, gibt es einen Sammelbegriff: man nennt diese Stoffe *Antigene*. Wenn Antigene unseren Körper bedrohen, dann handelt es sich nicht um eine einzelne Feindeszelle. Die Gefahren liegen darin, daß Schadstoffe und Krankheitserreger meist in einer Vielzahl auftreten und sich in unserem Körper ansammeln oder vermehren können. Es bedarf also ganz präziser Verteidigungsmaßnahmen, die peinlich genau ablaufen müssen, um uns vor Erkrankungen schützen zu können.

In unserem Körper liegen unzählige Makrophagen (große Freßzellen) auf der Lauer nach schädlichen Antigenen. Haben die Freßzellen ein solches Antigen aufgespürt, dann umfließen und »verschlucken« sie es. Sie analysieren diesen Fremdstoff und informieren die anderen Immunzellen über die spezielle Sorte von Eindringling. Erst dann fällt die Kommandozentrale die Entscheidung, welcher Schlachtplan zur Verteidigung eingesetzt wird. Während sich die Freßzellen mit Hilfe von verschiedenen En-

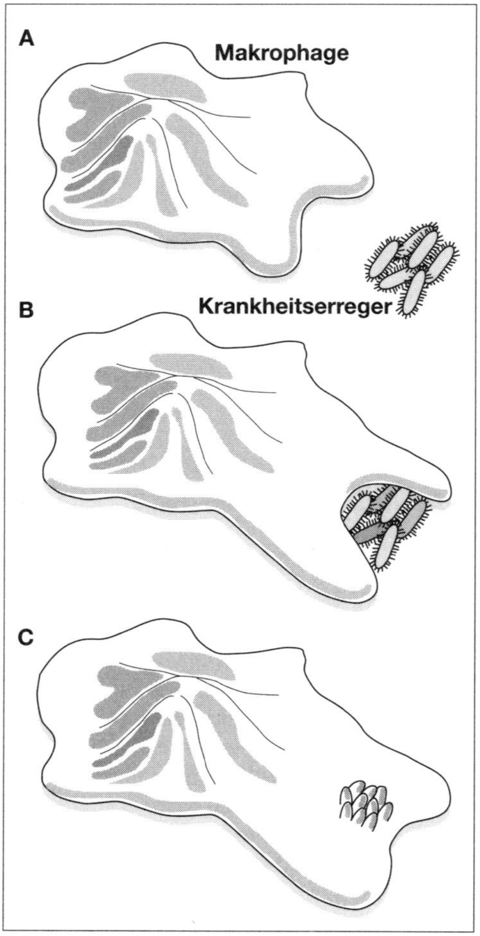

A: Ein Makrophage (große Freßzelle) sichtet feindliche Krankheitserreger (hier symbolisiert durch Bakterienzellen).
B: Makrophage umfließt Bakterien.
C: Makrophage verschlingt die Erreger und vernichtet sie.

zymen bemühen, diesen Feind unschädlich zu machen, erhalten die B-Lymphozyten den Auftrag, umgehend maßgeschneiderte *Antikörper* gegen dieses spezielle, feindliche Antigen zu bilden. Eine ganze Flut von Antikörpern macht sich dann in Blut- und Lymphbahnen auf den Weg, um nach diesen bedrohlichen Antigenen Ausschau zu halten. Auf ihrem Weg tasten sie unentwegt alle Substanzen ab, die ihnen begegnen. Treffen sie endlich auf die fremden Antigene, dann ergreifen sie diese und heften sich fest. Sie bilden damit einen Antigen-Antikörper-Komplex, der *Immunkomplex* genannt wird. Da unsere Antikörper Y-förmig gestaltet sind, verfügen sie über zwei gleich große »Greifarme«, die somit zwei Antigene gleichzeitig festhalten können. Die Bildung von solchen Immunkomplexen ist für unser Abwehrsystem von großer Bedeutung, denn sie bestätigen der Kommmandozentrale, daß es sich hierbei wirklich um einen echten Körperfeind handelt, der jetzt von den Antikörpern aufgespürt und festgehalten ist. Außerdem sendet dieser Immunkomplex Signale an Spezialeinheiten aus und ruft nach der eigenen Vernichtung. Hier reagieren einmal die mächtigen Freßzellen, die Makrophagen, umgehend auf den Hilferuf, eilen herbei und verspeisen gierig die Immunkomplexe.

Zur absoluten Verteidigung ist diese Maßnahme aber oft nicht ausreichend. So alarmieren die Immunkomplexe zur Sicherheit ein spezielles »Todeskommando«, das den unglücklichen Namen *Komplementsystem* trägt. Dieses besteht aus 9 verschiedenen eiweißspaltenden Enzymen, die wie das Gerinnungssystem in einer straffen Reaktionskette organisiert sind. Diese Spezialtruppe wird aus Sicherheitsgründen nur stufenweise zur Vernichtung des Immunkomplexes eingesetzt – ähnlich wie beim Abschuß von Raketen, wo erst verschiedene Vorstufen gezündet werden, bis die Kapsel ihr Ziel erreicht. Erst wenn alle 8 Enzym-Kameraden dieser Sondereinheit den Feind überprüft haben, übernimmt das letzte, das neunte Enzym, die eigentliche Killerfunktion und zerschneidet den Immunkomplex rigoros in kleine Stücke. Zerteilte Immunkomplexe können anschließend von Makrophagen leichter und schneller entsorgt und enzymatisch abgebaut werden.

Das spezielle »Killerkommando« reagiert aber auch routinemäßig und völlig unabhängig von den Notrufen der Immunkomplexe. Es kann auch selbständig Krankheitserreger an ihrer Oberfläche erkennen und

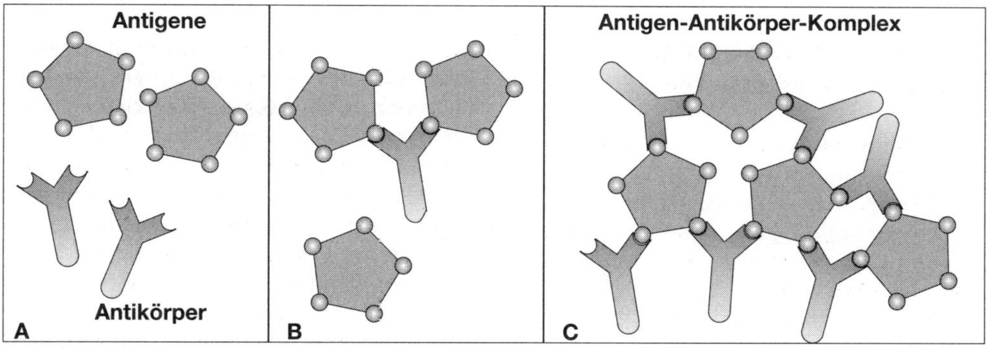

A: Antikörper spüren feindliche Antigene auf.
B: Jeder Antikörper kann zwei Antigene gleichzeitig an sich binden.
C: Mehrere Antikörper und Antigene schließen sich zu einem Antigen-Antikörper-Komplex zusammen.

seine gnadenlose Angriffskaskade starten, an deren Ende z.B. Bakterienzellen völlig »durchlöchert« sind und absterben.
Damit alle Verteidigungskräfte zum richtigen Zeitpunkt und am richtigen Ort gezielt eingesetzt werden können, brauchen wir bestimmte Koordinatoren, die eine optimale Steuerung gewährleisten. Diese wichtige Aufgabe der Informationsübermittlung und Verständigung übernehmen sogenannte Zellbotenstoffe, die Zytokine. Sie bilden zusammen mit an Zelloberflächen befindlichen *Rezeptoren* ein eigenes Kommunikationssystem. So koordinieren sie alle Abwehraufgaben, von der Bereitstellung der Antikörper bis hin zur Alarmierung von Makrophagen oder Killerzellen. Außerdem beteiligt sich noch eine ganze Reihe von Immun-Helferzellen, Transportproteinen und Molekülen an unserem Abwehrsystem. Die Berücksichtigung aller am Immunsystem mitwirkenden Substanzen würde jedoch zu weit führen. Zum leichteren Verständnis beschränken wir uns nur auf die wesentlichen Abwehrkräfte unseres Körpers.

Die wichtigsten Waffen unseres Immunsystems im Überblick

Da die Abwehrkräfte unseres Immunsystems zwei unterschiedlichen »Kampfeinheiten« zugeordnet werden, nämlich einer Truppe, die aus Immunzellen besteht, und einer Einheit, die Molekülcharakter hat und sich in Körperflüssigkeiten formiert, soll die nachfolgende Tabelle einen entsprechenden Überblick über die wissenschaftliche Zuordnung verschaffen (s. Seite 32).
So perfekt diese beiden Bereiche des Immunsystems auch im Normalfall zusammenwirken, um so folgenschwerer sind Fehlsteuerungen oder Störungen, die unsere Abwehrkräfte schwächen, hemmen oder fehlleiten. Im schlimmsten Fall können chronische oder lebensbedrohliche Krankheiten entstehen (s. Seite 37).
Letztlich hängen alle Krankheitsbilder ursächlich damit zusammen, daß der normale Gleichgewichtszustand unseres Abwehrsystems, die sogenannte Immunhomöostase, gestört ist.

Zellen der Verteidigung: zelluläres Immunsystem

T-Lymphozyten: erkennen und vernichten Körperfeinde.

- **Killerzellen:** spüren kranke und entartete Zellen auf, zerstören Krebs- und virusinfizierte Zellen.
- **Gedächtniszellen:** speichern Informationen über den Charakter des Feindes.

Makrophagen: große Freßzellen, die Schadstoffe umfließen, verschlingen und enzymatisch auflösen.

Granulozyten: kleine Freßzellen, werden an den Krankheitsherd gelockt, entgiften Gewebe und beseitigen Fremdstoffe.

Moleküle der Verteidigung in Körperflüssigkeiten: humorales Immunsystem

Antikörper: werden von B-Lymphozyten gebildet, dienen der spezifischen Markierung von Eindringlingen und Schadstoffen, die sie in Immunkomplexen gefangen halten.

Komplementsystem: Killerkommando aus 9 verschiedenen Enzymen, zerschneidet Immunkomplexe, tötet Erreger.

Zellbotenstoffe: Zytokine, koordinieren alle Abwehraufgaben über Zelloberflächen-Rezeptoren.

Unsere Körperenzyme tragen dazu bei, das Gleichgewicht aller an der Verteidigung unserer Gesundheit beteiligten Faktoren aufrechtzuerhalten bzw. wiederherzustellen. Enzyme stimulieren Freßzellen und andere Immunzellen zur verstärkten Abwehrleistung und Entgiftung, regen die Ausschüttung von Zellbotenstoffen an, zerkleinern Immunkomplexe und beschleunigen den Abbau sowie Abtransport von Schadstoffen. Sie aktivieren, stoppen und regulieren somit unzählige, wichtige Abwehrreaktionen.

Entzündung und Fieber – normalerweise keine Krankheiten

Instinktiv empfinden wir Entzündung und Fieber als unheilvolle Krankheitssymptome. Denn schließlich können wir eine an der Körperoberfläche befindliche entzündete Stelle sehen und fühlen. Immer ist sie geschwollen, rötlich gefärbt, sehr warm bis heiß, zudem stets schmerzhaft und kann zu allem Übel – je nach Lage und Größe – auch noch unsere Körperfunktionen beeinträchtigen. Meistens kommt noch Fieber dazu und verstärkt das persönliche Krankheitsgefühl. Trotzdem sind Entzündungen und Fieber prinzipiell keine Krankheiten. Im Gegenteil, sie sind normalerweise positive Zeichen dafür, daß unser Abwehrsystem intakt ist, bestens funktioniert und mit aller Kraft gegen Gesundheitsbedrohungen kämpft. Alle entzündlichen Prozesse verfolgen ausschließlich das Ziel, Körperschäden und deren negative Auswirkungen zu beseitigen. Dies beinhaltet schon das Wort Entzündung. Die Vorsilbe »Ent-« bedeutet »von etwas weg – zum Gegenteil hin«, und »Zündung« beschreibt eine Vorrichtung zur Steuerung einer Ladung bzw. Entladung. Im übertragenen Sinn sind Entzündung und Fieber alarmierende Zeichen dafür, daß unser Körper schlichtweg wütend über eine ihm zugefügte Verletzung ist. Er entfacht eine zündende, explosionsartige Reaktion, um den Abwehr- und Rettungskräften »Zunder zu geben«, damit sie Höchstleistungen vollbringen und schnellstmöglich eine Heilung herbeiführen.

Wie entstehen Entzündung und Fieber?

Um die Spannung gleich vorwegzunehmen: Es handelt sich bei allen entzündlichen Prozessen darum, daß unser Körper Alarmsignale zur Mobilmachung aller Kampfeinheiten unserer Verteidigungsarmee aussendet. Dabei werden drei wichtige lebenserhaltende Mechanismen in Gang gesetzt, die wir schon vom Immunsystem kennen: die Bekämpfung, die Reparatur und die Heilung eines Körperschadens. Alle diese Vorgänge werden durch die »Selbstheilungskräfte« unserer Körperenzyme gesteuert, unterhalten und forciert.

Alles, was auch immer unserem Körper Schaden zufügen kann, wird als Feind angesehen. Es setzt Impulse, die das Immunsystem anregen und zu einer Entscheidung zwingen. Kann der Feind von unserem Verteidigungsdienst problemlos beseitigt werden, oder müssen »stärkere Geschütze« aufgefahren werden? Ist unsere eigene Abwehrarmee jedoch zu entscheidungsschwach oder der Feind zu mächtig und zahlenmäßig überlegen, dann gelingt es ihm, die Verteidigungslinien zu unterwandern oder zu durchbrechen. Er beginnt – je nach Standort – sein Unwesen und schädigt Gefäß-, Gewebe- oder Organzellen. Das Immunsystem wird alarmiert, gerät in Aufruhr, wird hyperaktiv, der Körper bläst zum Sammeln aller Verteidigungstruppen, konzentriert sich auf den »Unruheherd« und sucht nach Verbündeten.

Und hier setzt der geniale Mechanismus einer Entzündung ein. An welcher Stelle auch immer ein feindlicher Schadstoff in unseren Körper eindringt und sich festsetzt, immer bewirkt er eine Schädigung. Die umliegenden Zellen registieren diese Gefahr und wollen sie so schnell wie möglich eindämmen. Spezielle Zellkameraden, die Mastzellen, produzieren in Windeseile ganz bestimmte Vermittlerstoffe (Mediatoren), wie z.B. Histamin, mit denen sie das Schadensgebiet »überschütten«. Solche hormonähnlichen Substanzen, die in diesem Zusammenhang Entzündungsmediatoren heißen, werden auch noch von anderen Zellen oder vom Blutplasma freigesetzt. Sie sorgen dafür, daß Zufahrtswege für die im Anmarsch befindlichen Kampftruppen der Immunzellen geschaffen werden, wie z.B. die weißen Blutkörperchen (Lymphozyten) und großen Freßzellen (Makrophagen). Es ist naheliegend, daß der Großteil der Verteidigungsarmee über den schnellsten Transportweg, das Blutsystem, herangeführt werden muß. Demzufolge ist es unabdingbar, daß die das Schadensgebiet umgebenden Blutgefäße für die Streitkräfte durchlässig gemacht werden müssen. Diese wichtige Aufgabe übernehmen die Entzündungsmediatoren. Bei der strategisch bedeutsamen Tätigkeit kommt es jedoch unweigerlich zu einer Schädigung von Gefäßzellen und zur Störung der Blutzirkulation, was erneut die Produktion von Entzündungsmediatoren anregt. Zudem reizen die Mediatoren auch Nervenfasern, die diesen Reiz an das Gehirn weiterleiten und eine Schmerzempfindung auslösen. Sie benachrichtigen so die Zentrale, damit sie sich verstärkt um das Bekämpfungskommando kümmert.

Dies erklärt, warum Entzündungsmediatoren nur zum Teil beliebt sind. Man könnte sie mit einem Sprengstoff vergleichen, der zwar Hindernisse aus dem Weg räumt, wenn er explodiert, und eine Öffnung der Gefäßwände bewirkt, aber gleichzeitig auch größere Schäden in der Umgebung anrichten kann. Wenn sich nämlich zuviel Sprengstoff anhäuft, kommt es zu einer starken Explosion, die das Schadensgebiet ausweitet. Dadurch wird der Heilungsprozeß verzögert oder auch unmöglich gemacht. Hier liegen u.a. auch die Gefahren für chronische oder unheilbare Erkrankungen.

Im »besten Fall« schaffen und öffnen die Entzündungsmediatoren Zufahrtswege, aus denen von allen Seiten Blut durch die porösen Gefäße ins Schadensgebiet fließt – einschließlich Gewebsflüssigkeit – und sich ansammelt. Der Bezirk schwillt an, es bildet sich ein entzündliches Ödem, das wir äußerlich als rötliche Schwellung und Entzündungsherd wahrnehmen. Im weiteren Verlauf wandern unsere Abwehrkräfte ins Katastrophengebiet ein und beginnen mit der Zerstörung der Schadstoffe. Sie werden begleitet von den Thrombozyten, die den Blutklebstoff Fibrin bilden, um damit den Entzündungsherd abzugrenzen. Zweifelt jedoch unsere Verteidigungsarmee nur im geringsten an einem schnellen Sieg vor Ort, dann kommt es zur Generalmobilisierung aller verfügbaren Körperkräfte, zum Fieber.

Ursache dieser Reaktion sind bereits während des Kampfes entstandene Zerfallsprodukte und freiwerdende Giftstoffe, die im Zwischenhirn die Temperaturregelung »höherstellen«, um so alle Abwehrkräfte zu einer »fieberhaften« Höchstleistung anzuspornen. Das führt dazu, daß unsere Enzyme aktiver werden und wie verrückt arbeiten. Das Fieber erhöht den Stoffwechselumsatz, führt zu einer vermehrten Durchblutung und steigert im gesamten Körper die Produktion von Abwehrstoffen und Immunzellen. Man hat festgestellt, daß sich die Stoffwechselrate jeweils verdoppelt, wenn das Fieber um 1 °C ansteigt. Daraus wird ersichtlich, in welchem Maße Fieber die Abwehr- und Enzymkräfte intensiviert.

Weil alle Systeme auf Hochtouren laufen, wird unser Körper auch ganz heiß, der Herzschlag steigt, und wir geraten vor Anspannung ins Schwitzen und Zittern. Gefährlich wird es dann, wenn die Temperatur über 40 °C ansteigt, denn bei größerer Hitze stirbt ein Großteil unserer Enzyme.

> Die Stärke und Ausdehnung einer Entzündungsreaktion sowie die Höhe des Fiebers werden sowohl von der Einwirkungsdauer als auch von der Aggressivität und Aktivität des Schadstoffes bestimmt.

War unsere Verteidigungsarmee erfolgreich und hat den Körperfeind endlich besiegt, dann startet das Aufräumkommando mit der Säuberungsaktion des Gebietes, transportiert die Trümmer weg und schafft freie

Bahn für den Reparaturdienst, der neues Gewebe bildet und den Heilungsprozeß abschließt.

Da unser Körper in dieser Phase alle verfügbaren Kraft- und Energiereserven »überstrapaziert«, fühlen wir uns abgeschlagen und ermattet. Sind wir jedoch nicht mehr in der Lage, auf Gesundheitsstörungen mit Entzündungsprozessen und Fieber zu reagieren, dann ist es ein Zeichen dafür, daß unsere Enzyme und Immunkräfte zu schwach sind, um angemessen gegen Schädigungen vorgehen zu können. Um so anfälliger werden wir für schwerere Erkrankungsformen.

Eine einfache akute Entzündung, wie eine fiebrige Erkältung, kann ein gesunder Körper mit seinen Enzymen und Abwehrkräften selbst heilen. Aber alle biologischen Vorgänge brauchen eine entsprechende Zeit, die wir ihnen vor Ungeduld nicht geben wollen. Um eine Erkältung auszukurieren, benötigt ein gesunder Organismus ungefähr 8 bis 10 Tage. Haben wir jedoch ein zu schwaches Abwehrsystem, zu wenig bzw. geschwächte Enzyme oder kommen andere Risikofaktoren wie Rauchen etc. hinzu, dann wird der Heilungsprozeß verlangsamt oder sogar aufgehalten.

Welche Faktoren können eine Entzündung auslösen?

Entzündliche Prozesse können durch unendlich viele verschiedene Faktoren ausgelöst werden. Dies wird schon aus der Variationsbreite von Erkrankungsformen ersichtlich, die mit Entzündungen einhergehen. Grundsätzlich unterscheidet man zwischen äußeren und inneren Reizen.

Äußere Faktoren, die auf unseren Körper einwirken können und eine Entzündung entfachen:

- Mechanische Reize: Einwirkung von Druck, Schlägen, Stößen, eindringende Gegenstände;
- Physikalische Reize: Temperaturschwankungen (Kälte, Unterkühlung, Hitze, Verbrennungen, Sonnenbrand), Strahlung (UV-Strahlen, Röntgenstrahlen);
- Chemische Reize: Säuren, Laugen, Gifte, Gase, Luftschadstoffe;
- Mikroorganismen: Viren, Bakterien, Pilze;
- Allergien auslösende Substanzen.

Faktoren, die im Körperinneren eine Entzündung provozieren:

- Schwächen und Fehler im Immunsystem, Entzündungsmediatoren, Immunkomplexe, Autoantigene, geschädigte oder entartete Zellen, Zelltrümmer, verschlissene Gelenke, Wunden, Knochenbrüche, vergiftete oder geschädigte Organe, bösartig wuchernde Tumorzellen, genetische Defekte.

Allen Faktoren gemeinsam ist die Tatsache, daß sie unweigerlich eine mehr oder weniger starke Körperschädigung herbeiführen, auf die unser Organismus mit örtlichen (lokalen) oder umfassenden Entzündungsprozessen reagiert.

Wann spricht man von entzündlichen Erkrankungen?

Wenn nahezu alle körperfeindlichen Dinge unserem Organismus einen Schaden zufügen, der eine Entzündung herbeiführt, die eigentlich keine Krankheit ist, warum und wann spricht man dann von Entzündungskrankheiten?

Alle Entzündungszeichen, wie Schwellung, Rötung, Überwärmung, Schmerz und eingeschränkte Körperfunktionen, sind alarmierende Körpersignale, die uns zeigen sollen, daß irgendwo eine Schädigung vorliegt, die beseitigt werden muß. Sie beschreiben zudem ganz genau, wo sich das Katastrophengebiet befindet, und erleichtern der Verteidigungsarmee, ihr Angriffsziel zu finden. Erst wenn das Endziel, die Heilung, nicht erreicht werden kann, entstehen Krankheiten. Der Kriegsschauplatz bleibt bestehen, der Kampf geht weiter. Hier braucht der Körper stärkere Hilfstruppen und Verbündete, z.B. Heil- oder Arzneimittel, die seinen Kampf zur Heilung unterstützen und forcieren.

Wenn Entzündungen chronisch werden: eine Pattsituation

Können wir die Feinde des Körpers nicht besiegen, dann kommt es zu einer Art »Stellungskrieg«, einem Gleichgewicht der Kräfte. Der Angreifer ist zwar so stark, daß unsere Abwehrarmee ihn nicht besiegen kann, aber unsere Verteidigungsarmee ist noch kräftig genug, um ihn daran zu hindern, uns zu besiegen und zu töten. Wie ein ständig schwelendes Feuer, das immer wieder aufflackert, versuchen beide Seiten, immer wieder ihre Kräfte zu messen, um letztlich den Sieg davonzutragen. Diese tückische Situation tritt ein, wenn Entzündungen langsam weiter schleichen: sie werden *chronisch*. Nahezu alle chronischen Leiden zeigen diesen Verlauf. Sie werden für uns zu einem ernsthaften Problem, da wir uns täglich in einer Kampfsituation befinden und der erlösene Sieg der Heilung nicht abzusehen ist.

Zusammenfassung

- Nahezu alle körperfeindlichen Stoffe und gesundheitsbedrohenden Faktoren schädigen unseren Körper und lösen Entzündungsprozesse aus.
- Entzündung und Fieber sind normale biologische Prozesse, die durch eine Körperschädigung hervorgerufen werden und eine Heilung anstreben.
- Entzündungsmediatoren lösen Reaktionen aus, die uns Alarmsignale sichtbar machen und das Entzündungsgebiet kennzeichnen: Rötung, Schwellung, Überwärmung, Schmerz, eingeschränkte Körperfunktion.
- Stärke und Ausdehnung von Entzündungs- und Fieberreaktionen werden durch Einwirkungsdauer, Aktivität und Aggressivität des Schadstoffes bestimmt.
- Entzündliche Erkrankungsformen entstehen, wenn körpereigene »Selbstheilungskräfte« zu schwach sind, um eine Heilung herbeizuführen.
- Chronische Entzündungen sind schleichende Konflikte, bei denen die Kräfte der Körperfeinde und die unserer Verteidigungsarmee gleich stark sind und daher eine Heilung verhindern.

Unsere **Körperenzyme** unterstützen den Entzündungsprozeß und fördern die Heilung: sie bauen Entzündungsmediatoren ab, aktivieren Abwehrkräfte, zerlegen Zelltrümmer und Schadstoffe, beschleunigen den Abbau der Schwellung und verhindern eine Neubildung, verbessern die Durchblutung, forcieren die Reinigung und Entgiftung des gestörten Gewebes und stimulieren die Neubildung und Regeneration von Gewebezellen.

Die Anfälligkeit hochspezialisierter Systeme

Der menschliche Körper ist ein einzigartiges Meisterwerk der Natur. Es gibt nichts, was nur annähernd ein derart harmonisches Zusammenwirken so vieler genialer und hochspezialisierter Systeme in sich vereinigt. Doch ein so hoch entwickeltes Wunderwerk ist leider auch außergewöhnlich sensibel und daher besonders anfällig für kleinste Störungen. Nur wenn alle unsere 70 Billionen Zellen die geplante, perfekte Ordnung aufrechterhalten, bleiben wir gesund. Wenn nur ein einziger Störfaktor z.B. unser Immun- oder Enzymsystem durcheinander bringt, kann das schwerwiegende Folgen haben.

Der schlimmste Fall: wenn Abwehrkräfte Amok laufen

Die zunehmende Umweltverschmutzung attackiert unseren Körper täglich mit Schadstoffen, gegen die er sich zur Wehr setzen muß, und konfrontiert uns ständig mit neuen Arten von Zivilisationskrankheiten. Wir wissen, daß zahlreiche Umweltgifte die wichtigen Schadstoff-Vernichtungskampagnen der großen Freßzellen (Makrophagen) schwächen und hemmen können. Dadurch lagern sich immer mehr Schlacken und Gifte im Körper ab, die zur Entstehung von chronischen (schleichend verlaufenden) Krankheiten beitragen. Aber wer letztlich dafür verantwortlich ist, daß unser Immunsystem plötzlich aus den Fugen geraten kann und den eigenen Körper bekämpft, ist nach wie vor ungeklärt.

Normalerweise reagiert unser Immunsystem sehr sensibel auf alle Arten von Körpergiften und mobilisiert umgehend sämtliche Verteidigungskräfte, wie z.B. die spezialisierten Antikörper, die schadhafte Antigene erkennen und in Immunkomplexen »lahmlegen«, damit sie schneller von Freßzellen wie Makrophagen vernichtet und beseitigt werden können. Demzufolge sind Immunkomplexe ganz normale Reaktionsprodukte unserer Abwehr, die täglich in unserem Körper gebildet werden. Damit wir gesund bleiben, müssen sie aber schnellstmöglichst ausrangiert werden. Läuft dieser Prozeß jedoch zu langsam ab, dann ist es möglich, daß herumschwirrende Immunkomplexe nicht nur Entzündungen auslösen, sondern auch ernsthafte Krankheiten provozieren. Die Immunkomplexe können sich plötzlich – ohne Vorwarnung – zu körpereigenen Schadstoffen umwandeln und pathogen (krankmachend) werden. Dies passiert, wenn schlagartig, aus unerklärlichen Gründen, einige unserer eigentlich intelligenten Antikörper in eine Art »geistige Umnachtung« verfallen. Mit einem Mal funktioniert ihre Erkennungsfähigkeit nicht mehr, und sie glauben, daß es sich bei diesen Immunkomplexen um neue Körperschädlinge handelt, um Antigene. Sie ergreifen den Komplex, rufen weitere Antikörperkollegen zu Hilfe, die sich ebenfalls anheften. Auf diese Weise können die Immunkomplexe zu großen Gebilden heranwachsen. Ab einer bestimmten Größe blockieren und verstopfen diese »Immunkomplex-Riesen« das Entsorgungssystem. Das erschwert den großen Freßzellen, den Makrophagen, diese Gebilde zu umfließen und zu verschlingen. Somit können sie nicht ordnungsgemäß vernichtet werden und verbleiben im Körper, wo sie nicht nur Schädigungen herbeiführen und Entzündungsprozesse fördern, sondern auch andere Verteidigungskräfte wie Immunzellen hemmen und unter anderem die Bildung von Blutklebstoff (Fibrin) steigern.

Aber es kann noch weitaus Schlimmeres eintreten, wenn sich »normale« oder auch bereits »krankmachende« Immunkomplexe im Körpergewebe oder in Organen festsetzen, denn auch hier rufen sie unweigerlich nach ihrem eigenen Vernichtungskommando, dem Komplementsystem. Ist diese Enzym-Killertruppe aber einmal alarmiert, dann agiert sie schonungslos und vernichtet gleichzeitig das umliegende gesunde Gewebe, an dem sich die Immunkomplexe angelagert haben. Ein Organ, dessen Zellen irrtümlich als »Feindeszellen« angesehen werden, hat kaum eine Chance: es wird systematisch angegriffen und »durchlöchert«. Unser Körper bekämpft sich somit selbst und reagiert verzweifelt mit mächtigen Entzündungen, Schwellungen und Fieber.

Gleiches passiert, wenn Krankheitserreger wie Viren oder Bakterien in Körpergewebe oder Organe eindringen und sich festsetzen. Unsere Antikörper spüren sie zwar auch hier auf, bilden einen Immunkomplex und signalisieren sowohl den Freßzellen als auch dem Vernichtungskommando, daß hier ein Schädling vernichtet werden soll, aber der Immunkomplex bleibt leider auch im Gewebe oder im Organ hängen. So beginnt unaufhaltsam der gnadenlose Kampf des »Killerkommandos«, das fälschlicherweise auch gesunde Zellen zerstört. Warum das Komplementsystem auch gesunde Zellen angreift, läßt sich am Beispiel einer zum Brandschutz installierten Sprinkleranlage erklären. Beim Ausbruch von Feuer reagiert sie auf verstärkte Rauchentwicklung und setzt rücksichtslos den gesammten Raum unter Wasser. Dadurch wird zwar der Brand gelöscht, aber es werden auch unbeschädigte Gegenstände durch das Wasser zerstört. Manchmal ist der entstehende Wasserschaden sogar größer als der eigentliche Brandschaden.

Zu allem Übel kann uns eine weitere gefährliche Waffe bedrohen, wenn noch andere Abwehrkräfte urplötzlich Amok laufen. Auf noch geheimnisvolle Weise sind einige Mitglieder der Spezialeinheit der Killerzellen, die zu den T-Lymphozyten gehören, in der Lage, gesundes Körpergewebe anzugreifen und zu zerstören. Sie verlieren die Fähigkeit, zwischen »Gut« und »Böse« zu unterscheiden, und bekämpfen von jetzt auf gleich gesunde Körperzellen.

Diese gefährlichen Fehlsteuerungen unserer Abwehrkräfte führen zur Entstehung oder auch Verschlimmerung von verschiedenen Erkrankungen. Alle Erkrankungsformen bei denen Mitglieder unserer Verteidigungsarmee – wie Killerzellen, Antikörper, Immunkomplexe und Komplementsystem – entgleisen und körpereigene, gesunde Zellen angreifen, gehören zu den sogenannten Autoaggressions- oder Autoimmunkrankheiten (abgeleitet vom Griechischen »autos« = selbst), die jeweils schmerzhafte Entzündungsreaktionen nach sich ziehen. Hierzu zählen die rheumatische Gelenkentzündung (rheumatoide Arthritis), eine Form der Nierenentzündung (Glomerulonephritis), Darmentzündungen (Colitis ulcerosa und Morbus Crohn) und Nervenentzündungen wie die Multiple Sklerose (s. Seite 82).

Eiweißspaltende Enzyme unterstützen den Abbau von krankmachenden (pathogenen) Immunkomplexen und hemmen die zellzerstörende Wirkung des »Killerkommandos« (Komplementsystem).

Ein gefährlicher Störfaktor: Enzymausfall durch Gendefekte

Normalerweise hat die Natur vorgesehen, daß uns alle Enzyme vererbt werden, die wir brauchen. Leider können sich auch Fehler in unser Erbgut einschleichen, die einen teilweisen oder völligen Enzymausfall zur Folge haben können. Menschen mit solchen Enzymdefekten leiden meist unter erblichen Stoffwechselkrankheiten (Enzymopathien).

Die häufigste Erkrankung ist die Stoffwechselanomalie Phenylketonurie. Weil dem Körper ein bestimmtes Enzym (Phenylalanin-Hydrolase) fehlt oder es unwirksam ist, kann er spezifische Aminosäuren nicht umbauen (Phenylalanin kann nicht zu Tyrosin umgewandelt werden). Werden davon betroffene Kinder nicht sofort behandelt,

führt dieser genetische Fehler zum Schwachsinn.
Ein Gendefekt liegt auch bei der Bluterkrankheit (Hämophilie) vor, die nur von Töchtern vererbt wird, ohne daß sie selbst daran erkranken. Die Söhne können jedoch das für die Blutgerinnung so wichtige Enzym Thrombin nicht bilden, so daß die Entstehung des Blutklebstoffs Fibrin verhindert wird. Das Blut kann deshalb nicht gerinnen. Schon die kleinste Blutung ist bereits lebensbedrohend. Bluterkranke müssen sich das fehlende Enzym (Gerinnungsfaktor) ein Leben lang spritzen.
Fast die Hälfte aller Japaner leidet unter einem genetischen Manko, denn ihnen fehlt das erforderliche Enzym zum Abbau von Alkohol, die *Aldehyd-Dehydrogenase.* Dies führt bei Alkoholkonsum zu Überreaktionen, starker Erregbarkeit und Unwohlsein. Dieser Defekt erklärt auch, warum viele Frauen eher alkoholisiert sind als Männer. Ihnen fehlt weitgehend dieses Enzym.
Einen ganz bestimmten, genetisch bedingten Mangel haben übrigens alle Menschen und Menschenaffen – im Vergleich zu allen anderen Säugetieren – gemeinsam: uns fehlt das Enzym *Urikase.* Da unser Ersatzenzym Harnsäure nicht ebenso gut abbauen kann wie Urikase, lagern wir unter bestimmten Umständen Restbestände der Harnsalze in Gelenken und ihrem Umfeld ab. Als Folgeerscheinung entwickelt sich die Gicht.

Das Pro und Contra von »Doppelgängern«

Wie bereits aus den beschriebenen Arbeitsprinzipien der Enzyme hervorgeht (s. Seite 15), sind sie sehr heikel in der Wahl des Moleküls, mit dem sie sich verbinden. Besitzt aber das Substrat oder Co-Enzym die ideale Paßform, dann ist es ihnen völlig egal, ob es sich dabei um körpereigene oder chemisch hergestellte Stoffe handelt oder ob sie von Pflanzen oder Tieren stammen. Diese Eigenheit bringt Vorteile, aber auch Nachteile mit sich. Ein großer Vorteil für uns ist, daß unser Körper die mit der Nahrung aufgenommenen pflanzlichen und tierischen Enzyme zu seinen Gunsten verwerten kann.
Der Nachteil ist, daß es auch Stoffe gibt, die z.B. unseren Co-Enzymen wie aus dem Gesicht geschnitten sind. Manche Gifte, wie der pflanzliche Duftstoff Kumarin, sehen für Menschen und Tiere genau so aus wie das Vitamin K, das eine entscheidende Rolle bei der Herstellung der Enzyme spielt, die für die Blutgerinnung unerläßlich sind. Gelangt das Kumarin, welches z.B. in Ratten- und Mäusegift enthalten ist, in unseren Körper, dann denken unsere Enzyme, es wäre Vitamin K, und verbinden sich damit. Dieser Einbaufehler führt dazu, daß die anderen Teamkameraden der zuständigen Gerinnungsenzyme ihren Auftrag – nämlich Blutklebstoff Fibrin zu bilden – nicht mehr ausführen können. Das Blut verflüssigt sich derart, daß der Organismus innerlich verblutet.
Diese Tatsache kann wiederum Patienten helfen, die zu »dickes Blut« haben. Das geschieht, wenn der Körper zu viel von dem Blutklebstoff Fibrin bildet. Diese Patienten werden mit Kumarin-haltigen Medikamenten behandelt, damit das Blut wieder »flüssig« wird.
Ein anderes Beispiel macht verständlich, warum der Mißbrauch von Drogen tödliche Folgen haben kann. Gefährliche Enzym-Doppelgänger sind z.B. Morphin und Heroin. Seit Jahrhunderten spielt das Morphin (Morphium), welches aus dem Schlafmohn gewonnen wird, eine wichtige Rolle in der Bekämpfung von sehr starken Schmerzen. Aufgrund der steigenden Nachfrage haben Biochemiker das Morphin ein wenig verändert, und es entstand das noch stärker wirkende Heroin. Wird Heroin gespritzt, gelangt es sehr rasch ins Gehirn und erzeugt ein euphorisches Hochgefühl. Morphin und Heroin ähneln beide einem Körperstoff namens Enkephalin, der zu Zeiten von großem Streß im Gehirn produziert wird. Er verhindert, daß wir große Anstrengungen

als Schmerz wahrnehmen. Unsere Enzyme verbinden sich zwar mit Morphin und Heroin, da sie glauben, es seien Enkephaline, aber sie »weigern« sich, diese fremden Substanzen abzubauen. Sie werden somit nicht aus unserem Körper entfernt, die Wirkung hält weiter an und kann bei dem stärkeren Heroin sogar zum Tode führen.

Ungenutzte Enyzmkräfte verkümmern

Mehr als die Hälfte aller Gallenleiden und übrigen Verdauungsstörungen im Oberbauch ist darauf zurückzuführen, daß die eiweißspaltenden Enzyme nicht mehr effektiv genug arbeiten. Sehr oft liegt es an eiweißarmer Ernährungsweise. Wenn aber die zur Eiweißspaltung ausgebildeten Enzyme nicht genug zu tun bekommen, verkümmern sie. Wir können dann die Eiweißbausteine nicht mehr richtig verarbeiten. Die gleichen Beschwerden treten auch auf, wenn unsere Bauchspeicheldrüse angegriffen ist und uns nur ungenügend spaltfähige Enzyme liefert. Hier helfen enzymhaltige Rohkost oder eine Ergänzung mit entsprechenden Enzympräparaten (s. Seite 102).

Zu beachten ist, daß selbst die kleinsten Fehler in unserem Systemnetzwerk einen Schneeballeffekt haben und sich addieren:

- Wer kein Eiweiß verdauen kann, verringert seine Abwehrkraft gegen Infektionen und schwächt seine Selbstheilungskräfte; wenn eiweißspaltende Enzyme fehlen, funktioniert die Entschlackung und Entgiftung nicht mehr richtig.
- Wer kein Fett mehr verträgt, kann nicht mehr mit einem zuverlässigen Abbau von Fettablagerungen in seinen Gefäßen rechnen; wenn fettspaltende Enzyme fehlen, ist der Körper z.B. machtlos gegen eine fortschreitende Gefäßverkalkung (Arteriosklerose).

Enzyme als »Luxusgüter« der Industrie

Der Mensch nimmt Naturwunder nicht nur staunend hin, sondern möchte zumeist auch wissen, »warum« etwas so ist. Die wachsende Neugierde an den großartigen Fähigkeiten natürlicher Biostoffe hat dazu beigetragen, daß sich eine ganz neue Branche der Forschung und Technik entwickelt hat, die Biotechnologie. Sie eröffnet uns die Möglichkeit, das emsige und aufregende Treiben in einer Zelle zu verstehen und biochemische Vorgänge nachvollziehen zu können. So lassen sich heute auch Enzyme aus Pflanzen, Tieren, Bakterien, Viren und menschlichen Zellen isolieren und sogar im Reagenzglas herstellen. Wenn man ihnen in dem Glasröhrchen die gleichen Lebensbedingungen schafft wie im Organismus, dann arbeiten sie hier genauso gut und sauber. Auf diese Weise lassen sich viele Stoffe im Labor aufbauen, umbauen, verändern und abbauen.
Heute nutzen riesige Industriezweige die Kraft der Enzyme. Ohne Enzyme könnte uns keine Brauerei, kein Nahrungsmittelhersteller oder Getränkeproduzent die bereits liebgewonnenen Luxusgüter herstellen.

Ohne Enzyme – kein Alkohol

Vielleicht ist es bezeichend, daß vor über 6000 Jahren unsere Vorfahren – auf der Suche nach einem Lebenselixier – entdeckten, daß sich Traubensaft nach einigen Wochen zu einem wohlschmeckenden Getränk verändert, das angenehme Lebensgeister weckt. Es dauerte noch sehr lange, bis dieser Prozeß der alkoholischen Gärung genau begriffen wurde und das dafür verantwortliche Enzym, die *Zymase*, entdeckt werden konnte. Dieses Enzym, das von Hefezellen gebildet wird, hat die außerordentliche Begabung, Zuckerbestandteile des Traubensaftes in Alkohol zu verwandeln, in Wein.
Betrachtet man den frommen Wunsch der Bayern – »Hopfen und Malz, Gott erhalt's« – etwas genauer, so bitten sie eigentlich um die Erhaltung der Enzyme *Amylasen*, die von Hopfen- und Malzzellen produziert werden und die alkoholische Gärung starten. Zur Herstellung von Bier benutzt man heute auch Amylasen aus Mikroorganismen, wie z.B. Schimmelpilzen. Aufgrund der hohen Produktionsmengen verzeichnen Brauereien den mengenmäßig größten Verbrauch an Enzymen.

Ohne Enzyme – kein Brot oder Käse

Das aus dem Griechischen stammende Wort Enzyme bedeutet »im Sauerteig«. So können erst die Amylasen der Hefe unseren Teig zu Brot verwandeln.
Aber auch zur Käseherstellung benötigt man Enzyme, damit aus Milch Käse entstehen kann. Bereits vor Jahrhunderten wurde das sogenannte *Chymosin* aus dem Labmagen junger Kälber und Lämmer gewonnen, um die Käsebildung in Gang zu setzen. Heute bedient sich die Käseindustrie unterschiedlicher Enzyme aus Mikroorganismen, um die Käsereife zu beschleunigen und das große Angebot an verschiedenen Käsesorten anzufertigen.

Ohne Enzyme – kein zartes Fleisch

Die Fleischfabriken könnten uns kein zartes Filet anbieten, wären nicht die Enzyme fähig, das Eiweiß des Fleisches zu spalten. Das Fleisch wird wunderschön zart, wenn man es in Kühlräumen eine Weile »abhängen« läßt. Bei dieser niedrigen Temperatur arbeiten die eiweißspaltenden Proteasen mit halber Kraft und fungieren so als »Zartmacher«. Bei Temperaturen über 40 °C würden sie das Fleisch zerfressen und verflüssigen.

Enzyme zur Umwandlung und Haltbarmachung von Lebensmitteln

Die Nahrungsmittelindustrie verwertet Enzyme zur Konservierung von Lebensmitteln und benutzt sie zur Haltbarmachung von z.B. Mayonnaise, Cornflakes und Milchpulver sowie zur Herstellung von Süßstoffen, Schokoladensirup oder zur Klärung von Obstsäften. Die Biotechnologie ist heute in der Lage, ganz neue Enzyme herzustellen. So gibt es Enzyme, die fähig sind, Fette zu synthetisieren anstatt aufzulösen. Mit ihrer Unterstützung kann billiges Palmöl in Kakaobutter verwandelt werden oder umgekehrt.

Enzyme zur Reinigung von Textilien

Für chemische Reinigungsprozesse und bei der Fleckenentfernung aus Textilstoffen spielen besonders die eiweißauflösenden Enzyme eine große Rolle. Die Waschmittelindustrie mußte dagegen erfahren, daß es nicht so einfach ist, die natürlichen Gaben der Enzyme zu überlisten. Sie benutzte zwar tierische Proteasen und Amylasen, um eiweiß- und fetthaltigen Schmutz zu lösen, aber das taten die Enzyme nur bis 40 °C. Im Kochwaschgang wurden sie durch die große Hitze zerstört. Für »Biowaschmittel«, die auch bei höherer Temperatur wirksame enzymatische Schmutzlöser enthalten, muß man erst hitzestabile Enzyme erfinden.

Enzyme für den Umweltschutz

Auch bei der Beseitigung von Umweltproblemen sind Enzyme nicht mehr wegzudenken. Sie werden z.B. in der Papierindustrie bei der Vernichtung von massenhaft anfallender Zellulose eingesetzt. Sie helfen bei der Auflösung von Ölteppichen, bei der Reinigung von Abflußrohren und ebenso bei der Aufbereitung von Trinkwasser.

Enzyme als Arzneimittel

Der steigende Trend zu Naturheilmitteln hängt vielleicht ursächlich damit zusammen, daß wir erst jetzt bereit sind, den erstaunlichen Kräften der Biostoffe zu vertrauen – jetzt, wo wir glauben zu wissen, wie sie wirken. Unsere Vorfahren kamen nicht in diesen Konflikt, denn sie vertrauten ihren Erfahrungen. Bereits in der Bibel wird von der heilenden Kraft des Feigensaftes und Feigenblatts berichtet, die Geschwüre abheilen ließ. Natürlich ahnte da noch niemand, daß diese Wirkung dem Enzym *Ficin* zu verdanken war. Auch Indianer benutzten Früchte und Blätter der Papayapflanze (mit dem Enzym *Papain*) oder Ananas (mit *Bromelain*) zur Heilung von Verbrennungen, Vereiterungen und Furunkeln. Sie hatten nämlich beobachtet, daß diese Pflanzenkräfte rasch zur Heilung und Schmerzbefreiung führten. Aber auch unsere Großmütter wußten noch nichts über tierische Enzyme, wenn sie zur schnelleren Abheilung eines Blutergusses am Auge ein rohes Stück Fleisch auflegten.
Heute gibt es eine Reihe von Enzympräparaten, die pflanzliche und tierische Enzyme enthalten und gegen unterschiedliche Erkrankungsformen hilfreich eingesetzt werden.

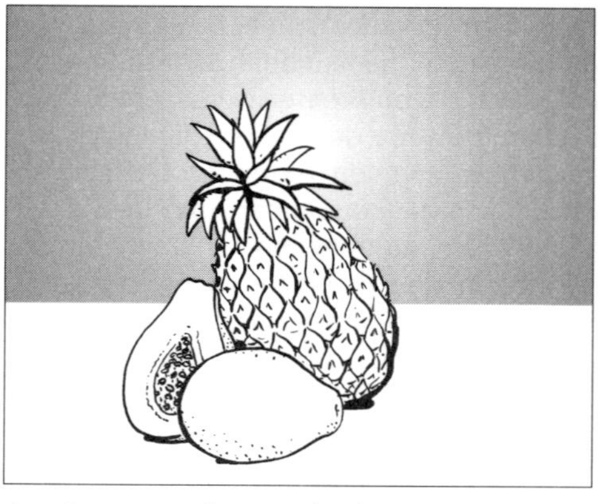

Aus Ananas- und Papayafrüchten werden heute die Enzyme Bromelain und Papain gewonnen, die in vielen Heilmitteln enthalten sind.

Enzymtherapie: Die Behandlung von Gesundheitsstörungen mit Enzympräparaten

Die Enzymtherapie hat ihren Ursprung in der traditionellen Erfahrungsmedizin, der Naturheilkunde. Die gezielte Anwendung von Enzymen zur Linderung oder Heilung verschiedener Krankheiten begann vor ungefähr 200 Jahren. Der dezidierte Einsatz von Enzymen zur Unterstützung von Verdauungsprozessen wird schon über 100 Jahre praktiziert. Erst seit knapp 40 Jahren werden Enzyme aus Pflanzen, Säugetieren und Einzellern bei unterschiedlichen Erkrankungen eingesetzt, wissenschaftlich untersucht und als fertige Enzym-Arzneimittel in unseren Apotheken angeboten. Daß es die heutigen Enzympräparate überhaupt gibt, verdanken wir in erster Linie dem eigentlichen »Vater der Enzymtherapie«, Professor *Max Wolf*, der in den fünfziger Jahren mit pflanzlichen und tierischen Enzymgemischen erstaunliche Heilerfolge bei altersbedingten Gefäßerkrankungen und chronisch entzündlichen Leiden erzielte.
Erst moderne Technologien machten es 1960 möglich, diese wundersame Mixtur aus unterschiedlichen Enzymen in Tabletten- oder andere Darreichungsformen zu verpacken. Trotzdem blieben natürliche Enzympräparate Stiefkinder der Schulmedizin, denn sie mußten erst wissenschaftlich haltbare Beweise der Wirksamkeit und Verträglichkeit antreten. Aktuelle wissenschaftliche Erkenntnisse erklären und bestätigen heute die traditionellen Erfahrungswerte und haben die Enyzme für Therapieforscher zu einem der Lieblingskinder unter den Biostoffen gemacht. In Europa und Amerika werden zur Zeit über 100 experimentelle und klinische Studien durchgeführt. Sie sollen dazu dienen, neue Heilungschancen der Enzyme zu erkennen, bereits bestehende zu intensivieren und Weiterentwicklungen zu ermöglichen.

Das Ziel einer Enzymtherapie

Jede gesundheitliche Störung ist ein Angriff auf den gesamten Organismus, gegen den er sich zur Wehr setzt. Jede Abwehrmaßnahme bringt unseren Körper aus dem normalen biologischen Gleichgewicht. In der Regel beteiligen sich unsere Körperenzyme intensiv an der Schadensbekämpfung, um so schnell wie möglich wieder einen gesunden Gleichgewichtszustand herzustellen. Die Behandlung mit Enzympräparaten resultiert aus dem ganzheitlichen, selbsterhaltenden Ordungsprinzip unseres Körpers und beantwortet gleichzeitig die Frage nach dem therapeutischen Nutzen.

> Das Ziel einer Enzymbehandlung ist, durch die zusätzliche Gabe von natürlichen Enzymen anderer Lebewesen die biologischen Fähigkeiten unseres Körpers zur Selbstheilung zu unterstützen, zu fördern und zu beschleunigen.

Welche Enzyme werden als Arzneistoffe verwendet?

Die wichtigsten therapeutisch genutzten Enzyme gehören zu der Gruppe der Hydrolasen (s. Seite 98) Es handelt sich dabei ausschließlich um »Enzym-Spaltungsprofis«, die Eiweiß-, Zucker- und Fettverbindungen unter Einlagerung von Wasser aufspalten. Zu den angewandten eiweißspaltenden Enzymen gehören das *Pepsin*, welches Nahrungseiweißstoffe spaltet, die pflanzlichen Enzyme *Papain* und *Bromelain*, die aus der Ananas und dem Milchsaft des Melonen-

baumes gewonnen werden, sowie die aus Tierzellen stammenden Enzyme *Trypsin* und *Chymotrypsin*. Ein weiteres tierisches Enzym, das *Pankreatin*, besteht aus einem Gemisch der Enzyme *Protease*, die auch Eiweiß spaltet, *Amylase*, die Zucker spaltet, und *Lipase*, die Fette spaltet.
Die meisten Enzympräparate enthalten Kombinationen aus tierischen und pflanzlichen Enzymen oder zusätzlichen Enzymen aus Mikroorganismen. Sie gehören somit zu den sogenannten Kombinationspräparaten. Diejenigen Arzneimittel, die nur einen Wirkstoff bzw. ein Enzym enthalten, zählt man zu den Monopräparaten. Die zur Zeit in Apotheken ohne Rezept erhältlichen Enzympräparate, ihre Wirkstoffe und Darreichungsformen sind in der Präparate-Übersicht aufgeführt (s. Seite 102).

Wie wirken Enzyme als Heilmittel?

Nachdem die Wirkmechanismen und Arbeitsweisen unserer Körperenzyme jedenfalls zum großen Teil bekannt sind und wir um ihre tatkräftige Unterstützung bei körpereigenen Selbstheilungsprozessen wissen, darf es uns nicht verwundern, wenn auch Enzyme von Tieren, Pflanzen oder einzelligen Lebewesen ähnliche Kräfte besitzen. Mit schwierigen Methoden wurde nachgewiesen, daß die körperfremden Enzyme anderer Lebewesen von unserem Organismus akzeptiert werden und die eigenen Enzyme unterstützen. So hat auch jedes als Heilmittel verwendete Enzym seine ganz spezielle Aufgabe und Wirkung.
Das *Pepsin* unterstützt im Magen die Spaltung von Nahrungseiweiß und das *Pankreatin* – mit Proteasen, Amylasen, Lipasen – spaltet im Darm Eiweiße, Kohlenhydrate und Fette des Speisebreis. Die eiweißspaltenden Enzyme haben zudem noch ganz besondere Vorlieben und Stärken. Das *Bromelain* engagiert sich z.B. besonders stark beim Abbau von Schwellungen und weniger bei der Zellabwehr, das *Papain* spaltet lieber Immunkomplexe, und die tierischen Enyzme *Trypsin* und *Chymotrypsin* lösen mit Akribie kleine Blutgerinnsel auf.
So hat man herausgefunden, daß sich gerade die eiweißspaltenden (proteolytischen) Enzyme – Bromelain, Papain, Trypsin, Chymotrypsin und Proteasen – hervorragend in ihren Fähigkeiten ergänzen und gemeinsam eine stärkere Wirkung auslösen, von der unser Körper im Krankheitsfall profitiert. Demzufolge werden vorwiegend Enzympräparate angeboten, die aus diesen Enzymarten zusammengesetzt sind. Sie haben sich je nach Art der Kombination, Enzymmenge und Enzymaktivität als Heilmittel bei unterschiedlichen Erkrankungsformen bewährt.

Enzyme als Heilmittel
- können Gesundheitsstörungen vorbeugen
- gleichen Enzymmangel aus
- stimulieren Verdauungsprozesse
- verstärken Selbstheilungskräfte durch die Unterstützung des Abwehr-, Gerinnungs- und Enzymsystems:
  - beschleunigen den Abbau von Schwellungen und verhindern eine Neubildung
  - fördern die Heilung von Entzündungen
  - treiben die Wundheilung und Geweberestauration voran
  - lösen Blutgerinnsel auf und verbessern die Durchblutung
  - hemmen Ablagerungen von Blutplättchen an Gefäßwänden
  - mobilisieren das Immunsystem und steigern seine Angriffslust bei der Vernichtung von Schadstoffen und Krankheitserregern
  - aktivieren Regenerationsprozesse
  - beschleunigen Heilungsvorgänge
  - lindern Schmerzen durch raschen Abbau der Schwellung und Beschleunigung der Entzündungsheilung

Alle enzymatischen Heilmittel werden gut vertragen, verursachen kaum Nebenwirkungen und eignen sich normalerweise auch zu einer langfristigen Anwendung. Etwaige Nebenwirkungen, die nach Einnahme von Enzympräparaten auftreten können, sind in der Präparate-Übersicht aufgeführt (s. Seite 102).
Wer enzymatische Heilmittel **nicht** einnehmen darf, erfahren Sie in dem Kapitel »Wichtige Hinweise zur Anwendung von Enzympräparaten«, das Sie unbedingt lesen sollten (s. Seite 93f.).

Bei welchen Gesundheitsstörungen können Enzyme helfen?

Die Erfahrungen und Behandlungserfolge mit Enzympräparaten haben sich in den letzten Jahrzehnten ausgeweitet, da auch die Verfechter der Schulmedizin und der Naturheilkunde immer enger zusammenarbeiten.
Grundsätzlich kann man Gesundheitsstörungen, die mit Enzymen behandelt werden, zwei Therapieprinzipien zuordnen:

1. Wenn Enzyme, die normalerweise im Körper gebildet werden, fehlen oder defekt sind, dann müssen wir sie unserem Organismus zuführen oder Alternativen schaffen. Diese Behandlungsform nennt man *Substitutionstherapie*, was soviel heißt wie ersetzen oder austauschen. Sie wird z.B. angewandt bei Störungen des Verdauungs- oder Gerinnungssystems, bei Stoffwechselanomalien oder zur Schaffung von Stoffwechselalternativen wie bei Penicillinallergie oder Gicht.

2. In allen anderen Fällen, bei denen Enzyme den Körper in Belastungssituationen unterstützen, nennt man die Behandlungsform *Systemische Enzymtherapie*. Systemisch bedeutet, daß die als Heilmittel eingesetzten Enzyme im gesamten Organismus wirken. Die Anwendungsgebiete sind dementsprechend vielfältig und umfassen akute sowie chronische Entzündungskrankheiten, Infektionserkrankungen, Venenleiden, rheumatische Beschwerden, Verletzungen und Wunden sowie eine wachsende Anzahl von Autoimmunerkrankungen.

Außerdem werden Enzyme zur Vorbeugung von altersbedingten Erkrankungen und zur Stärkung des Immunsystems eingesetzt.

Spektrum der Enzymtherapie

Zur Vorbeugung gegen Gesundheitsstörungen

Bei Enzymdefekten, Enzymmangel, Stoffwechselanomalien

Bei unterschiedlichen Krankheitsformen:

akuten und chronischen Entzündungen
Verletzungen und Wunden
Infektionskrankheiten
Venenerkrankungen
Rheumatischen Erkrankungsformen
Autoimmunkrankheiten
Tumorerkrankungen

Wie Enzyme bei den unterschiedlichen Erkrankungsformen wirken, wird nachfolgend im Zusammenhang mit den einzelnen Krankheitsbildern besprochen.

Enzyme zur Vorbeugung von Gesundheitsstörungen

Mit der Vorbeugung von Gesundheitsstörungen ist das so eine Sache. Wenn ich gesund bin und z.B. zweimal im Jahr eine Kur mit abwehrsteigernden Heilmitteln anwende, um mich vor einer Erkältung zu schützen, dann ist es im nachhinein schwer nachzuweisen, ob ich sie wirklich durch die eingenommenen Mittel vermieden habe oder ob ich sie erst gar nicht bekommen hätte.

Wie man sein Immunsystem auf völlig natürliche Weise stärken kann, ist hinreichend bekannt: ausgewogene, enzym- und vitaminreiche Ernährung, Bewegung an frischer Luft, Tau- oder Wassertreten im Sommer, gesunde Lebensweise, Sauna, wenig Streß, kein Nikotin, kein Alkohol. Man schätzt, daß sogar mehr als zwei Drittel aller chronischen Erkrankungen vermieden werden könnten, wenn die Menschen vernünftig leben und sich gesund ernähren würden – und wenn die Umweltbelastung geringer wäre. Die Realität zeigt jedoch, daß die Umweltbelastung weiter steigt und die Anzahl der »total gesund Lebenden« erschreckend gering ist. Zudem scheinen Menschen, die sich gesund fühlen, kein überaus großes Interesse an der Vorbeugung (Prophylaxe) von Krankheiten zu haben, da sie sich keine Gedanken um den Ernstfall machen wollen. So werden Vorsorgeuntersuchungen noch längst nicht von allen Bürgern genutzt und ebensowenig festigen sich ärztliche Ratschläge zur gesunden Lebensführung und Risikominderung.

Hand aufs Herz! Solange wir uns noch fit fühlen, wollen wir ein genußvolles Leben führen. Wenn wir krank werden, soll der Arzt uns ein möglichst nebenwirkungsfreies Arzneimittel geben, das die Leidenssymptome sofort beseitigt und uns heilt. So beschränkt sich das Interesse an Vorbeugungsmaßnahmen größtenteils auf diejenigen, die festgestellt haben, daß sie besonders anfällig für bestimmte Erkrankungsformen sind.

Enzyme zur Steigerung und Stabilisierung von Abwehrkräften

Es ist durchaus nicht abwegig oder sinnlos, wenn wir unsere Abwehrkräfte mobilisieren, um uns auch vor leichten Erkältungen oder sogenannten banalen Infekten zu schützen. Hier gibt es Anhänger unterschiedlichster, abwehrsteigernder Maßnahmen, die ihre Berechtigung haben. So schwören einige auf Enzyme, andere auf Pflanzenextrakte aus Misteln oder Sonnenhut und wieder andere auf vitaminreiche Kost.

Erfahrungen zeigen, daß ein- oder zweimal im Jahr eine längerfristige Einnahme der Enzyme Bromelain, Papain, Trypsin, Chymotrypsin und Pankreatin ein geschwächtes Immunsystem ankurbeln und Abwehrkräfte aktivieren kann (Heilmittel, s. Seite 110). Dies ist jedoch kein Garantieschein für eine permanente Gesundheit. Denn gerade die naßkalten Jahreszeiten entpuppen sich als eine wahre »Brutzeit« für bestimmte Infektionserreger, die sich dann unbeschreiblich schnell vermehren und uns in riesigen Schwärmen »anfallen« können. Da ist sogar ein gut funktionierendes Immunsystem oft schlichtweg überfordert und schafft es nicht, alle Körperfeinde auf Anhieb zu vernichten. Verfügen wir aber über gestärkte Abwehrkräfte durch z.B. vorbeugend eingenommenen Enzyme, dann trägt dies im Normalfall dazu bei, daß sich die Krankheit nicht so stark oder so lange ausprägt und der Heilungsprozeß beschleunigt wird.

Enzyme zur Vorbeugung frühzeitiger Altersbeschwerden

Je mehr wir altern, um so schwächer werden auch unsere Körperkräfte, da der Nachschub an frischen Zellen und Energiequel-

len kontinuierlich abnimmt (vgl. Seite 22). Ab der Lebensmitte beginnt somit auch der Enzymspiegel deutlich abzusinken. Diese Abnahme an Enzymen steht in einem direkten Verhältnis zu der Zunahme typischer Altersanzeichen und zur gesteigerten Anfälligkeit für die bekannten Alterserkrankungen.
Schon ab dem 40. Lebensjahr stellt sich vor allem in der Bauchspeicheldrüse, dem großen Enzymlieferanten, ein gewisser Erschöpfungszustand ein. Es beginnen jene gesundheitlichen Probleme, die einen Enzymmangel anzeigen. Plötzlich wird man von Blähungen geplagt, weil der Körper es nicht mehr schafft, alle Nährstoffe abzubauen und zu verwerten, und uns manchmal sogar zwingt, auf ganz bestimmte Nahrungsmittel zu verzichten. Die Anfälligkeit für Infektionskrankheiten wird größer, Blutergüsse verschwinden langsamer und Wunden heilen schlechter ab. Es zeigen sich Durchblutungsstörungen, die Haut wird faltig und bekommt Altersflecken.
Hier helfen primär wiederum eine enzym-, vitamin- und mineralstoffreiche Ernährung, viel Wasser trinken und regelmäßige Bewegung an frischer Luft. Wer stets ausreichend Vitamin E, enthalten in Vollkorn, Samen, Nüssen, Weizenkeimöl, Wirsing und Kalbsniere, zu sich nimmt, wird sehr wahrscheinlich keine Altersflecken bekommen. Zudem eignen sich die Enzyme wie Bromelain, Papain, Trypsin, Chymotrypsin, Pankreatin zu Vorbeugung von Alterserscheinungen (Heilmittel, s. Seite 110). Sie verringern Durchblutungsstörungen, stärken das geschwächte Immunsystem und verzögern dadurch Verkalkungsprozesse und Infektanfälligkeit. Die unbeliebten Altersflecken sind kein kosmetisches Problem, sondern ein Zeichen dafür, daß unsere eiweißspaltenden Enzyme nicht mehr ausreichend funktionieren. Sie entstehen, wenn sich der Hautfarbstoff Melanin in manchen Zellen ansammelt, verschlackt und und nicht mehr enzymatisch abgebaut und entfernt werden kann. Amerikanische Forscher haben herausgefunden, daß das eiweißspaltende Enzym der Ananasfrucht, das Bromelain, Altersflecken – je nach Stärke und Größe – aufhellen oder sogar ganz beseitigen kann. Hierzu tränkt man einen Wattebausch mit Ananassaft, bedeckt damit den Flecken, läßt ihn mehrmals am Tag 20 Minuten einwirken und wiederholt die Prozedur über einen längeren Zeitraum. In solchen Fällen können sich von innen und außen angewandte Enzyme sinnvoll in ihrer Wirkung ergänzen.

Enzyme verhindern Muskelkater und verringern Verletzungsfolgen

Nicht nur Untrainierte, sondern auch Leistungssportler können ein Lied über die Schmerzen eines Muskelkaters singen. Sie treten nach ungewohnten oder übermäßigen Belastungen – erst nach Stunden der Ruhe – auf und können so heftig werden, daß es kaum noch möglich ist, die betroffenen Muskelpartien zu bewegen. Bis vor kurzem glaubte man, daß es sich beim Muskelkater ausschließlich um eine übermäßige Ansammlung von Stoffwechselprodukten wie Milchsäure handelt. Aber ganz so harmlos ist er nicht. Nach neuesten Erkenntnissen gilt es als gesichert, daß es bei übermäßiger Muskelbelastung zu einer Fülle von kleinsten Muskelfaserrissen kommt. Auf diese Schädigung reagiert der Körper mit »Mini«-Entzündungserscheinungen, die Muskelschmerzen hervorrufen und Muskelfunktionen einschränken.
Bei Sportlern konnte nachgewiesen werden, daß sich Muskelkaterschmerzen nicht nur deutlich vermindern, sondern sogar verhüten lassen, wenn einige Stunden vor dem Training Enzyme eingenommen wurden. Anschließende Laboruntersuchungen wiesen darauf hin, daß die Enzyme nicht nur Schlackstoffe rascher beseitigen, sondern auch Kleinstverletzungen der Muskelfasern verhüten bzw. schneller abheilen lassen. Diese Prozesse werden besonders von

den Enzymen Bromelain und Trypsin unterstützt (Heilmittel, s. Seite 110). Wer rasch einen Muskelkater bekommt, der ist meist nicht nur untrainiert, sondern auch die Durchblutung seiner Muskeln ist nicht mehr optimal. Möglicherweise kann dies auf einen Enzymmangel zurückzuführen sein. So können selbst kurzfristig eingenommene Enzyme bei sportlicher Betätigung einem Muskelkater vorbeugen, wie z.B. beim Bergwandern, Skifahren, Joggen u.s.w.

Gesundheitsexperten empfehlen einerseits die körperliche Bewegung durch Sport und Spiel, andererseits warnen sie vor einer Zunahme der Sportverletzungen und Körperschäden. Die Anzahl an leichten Sportverletzungen, den sogenannten Bagatelltraumen, wird auf rund 12 Millionen pro Jahr geschätzt. Sie umfassen alle Altersklassen. Größtenteils entstehen Quetschungen, Zerrungen, Verstauchungen, Meniskusverletzungen, die als sogenannte stumpfe Traumen bezeichnet werden, wenn keine offene Wunde vorhanden ist. Als Folge davon führen zerrissene Blutgefäße und Gewebezerstörungen zu entzündlich anschwellenden Veränderungen der verletzten Körperstelle.

Es hat sich herausgestellt, daß man mit den Enzymen Bromelain und Trypsin Verletzungsfolgen, wie Schwellungen (Ödeme) und entzündlichen Reaktionen, vorbeugen kann. Bereits seit Jahren schreibt der »Amerikanische Boxerverband« seinen Boxern vor, rechtzeitig vor Kampfbeginn Enzyme einzunehmen, um Verletzungsfolgen einzudämmen. Auch bei Eishockeyspielern, die während des Spiels mit entsprechenden Verletzungen rechnen müssen, hat man festgestellt, daß Blutergüsse, Schwellungen, Entzündungen und Schmerzen – nach vorheriger Enzymeinnahme – bereits innerhalb von 7 Tagen deutlich abnahmen.

Selbstverständlich können Enzyme keine Verletzungen verhindern, aber die vorbeugend eingenommenen Enzyme lassen sie komplikationsloser ablaufen, verringern die Schmerzen und verkürzen den Heilungsprozeß. Diese Vorgänge werden weiterhin beschleunigt, wenn die Enyzmeinnahme nach der Verletzung fortgeführt wird (Heilmittel, s. Seite 110).

Magen- und Darmstörungen durch Enzymmangel

Magen- und Darmerkrankungen gehören zu den häufigsten Gesundheitsstörungen. Das ist nicht verwunderlich, denn neben der Nahrung wandern auch viele Schadstoffe zuerst durch den Magen-Darm-Kanal. Besonders verbreitet sind chronische Entzündungen der Magenschleimhaut bis hin zu den gefürchteten Magen- und Zwölffingerdarmgeschwüren. Aber auch Leber-, Gallenblasen- und Bauchspeicheldrüsenerkrankungen nehmen erheblich zu. Desweiteren steigen Störungen und Mangelerscheinungen der Verdauungsenzyme, die oft auf eine falsche und zu üppige »Zivilisationskost« zurückzuführen sind. Diese beinhaltet vor allem zu viel schwerverdauliches Fett und »verfälschte« (denaturierte) Kohlenhydrate. Das Verdauungssystem kann eine mangelhafte bzw. falsche Ernährung einige Zeit verkraften. Allmählich kommt es aber zu langsam zunehmenden Verdauungsstörungen, wobei als Warnzeichen meist Sodbrennen, Blähungen, Völlegefühl, Appetitlosigkeit, Durchfall und Oberbauchschmerzen auftreten. Da jedes einzelne Symptom auch ein Alarmsignal für ernsthafte Krankheitsformen, wie Blutarmut oder Schäden der Leber, Galle, Bauchspeicheldrüse und des Magens, sein kann, ist die Behandlung von anhaltenden und längerfristigen Verdauungsstörungen dem medizinischen Fachmann vorbehalten.

Eine Enzymtherapie ist nur dann sinnvoll und hilfreich, wenn Verdauungsstörungen durch einen Enzymmangel hervorgerufen werden. Durch ganz bestimmte Labortests kann der Arzt feststellen, welches Verdauungsenzym fehlt bzw. zu wenig vorhanden ist. Durch die Einnahme des entsprechenden Enzyms können die Beschwerden gebessert werden. In vielen Fällen handelt es sich auch um sogenannte diffuse, nicht klar abzugrenzende Oberbauchbeschwerden, die hauptsächlich als Folge falscher Ernährung und ungesunder Lebensführung auftreten. Gegen diese Beschwerden werden häufig magen- und/oder darmwirksame Enzympräparate eingesetzt.

Das älteste Enzymmittel gegen Verdauungsstörungen ist die *Sojasauce*. Seit mehr als tausend Jahren weiß man in Asien um die verdauungsfördernde Wirkung. Zur Herstellung wird Sojamehl mit Gerste oder Reis vermischt und mit Hilfe der Enzyme eines schlauchförmigen Pilzes (*Aspergillus oryzae*) zur Gärung gebracht. Erst nach Jahren der Gärung ist die bekannte Sojasauce oder Worcestersauce gebrauchsfertig. Die Enzyme (*Pronasen*) behalten ihre Kraft, die sie ganz besonders bei der Spaltung von Fleischeiweiß einsetzen. Daher vermischen die Asiaten ihre Fleischspeisen mit Sojasauce, wodurch der Verdauungsprozeß unterstützt wird. Auch viele darmwirksame Präparate enthalten Enzyme des Pilzes *Aspergillus* (s. Seite 104).

Enzyme bei Magendruck, Völlegefühl, Sodbrennen, Appetitlosigkeit

Im Magen werden Fleischspeisen, Milchprodukte, Eier und Fisch vorverdaut und vor allem Eiweiße durch das Magenenzym Pepsin gespalten, das auch die Produktion von Salzsäure in Gang setzt. Besitzt der Magen zu wenig Salzsäure, dann bleiben die Magenenzyme inaktiv, die Nahrungseiweiße können nicht richtig gespalten werden und lösen Magenbeschwerden aus. Dies liegt oft an falscher Ernährung, unzureichend funktionierenden Enzymen oder auch am Alter des Betroffenen. Denn bereits ab dem 50. Lebensjahr produzieren die Drüsen der Magenschleimhaut weniger enzymhaltigen Magensaft. Dies kann zu Magenbeschwerden wie Magendruck und Völlegefühl nach Nahrungsaufnahme führen, wodurch sich der Appetitmangel erklären läßt. Das brennende Gefühl in der Magengegend bis hin

zur Kehle, das Sodbrennen, ist ein Zeichen für eine Fehlverdauung, die durch Übersäuerung (Hyperazidität), Untersäuerung (Subazidität) oder durch Fehlen der Magensäure (Anazidität) entstehen kann.
Zur Besserung von Magenbeschwerden werden wirksame Enzympräparate angeboten. Sie enthalten das Magenenzym Pepsin, das aus Magenschleimhautextrakten von Tieren gewonnen wird, zusätzlich oft auch Salz- oder Zitronensäure. Diese Produkte sollten nicht eingenommen werden, wenn ein Reizmagen vorliegt, der zwar ähnliche Beschwerden hervorruft, aber durch eine übergroße Produktion von Magensaft verursacht wird (Heilmittel, s. Seite 103).

Enzyme bei Verdauungsproblemen

Viele Menschen leiden unter Verdauungsproblemen, die sich durch Oberbauchbeschwerden, Völlegefühl, verstärkte Blähungen, Übelkeit, Durchfall oder Erbrechen bemerkbar machen. Diese Symptome können ausgelöst werden, wenn die Bauchspeicheldrüse zu wenig »Verdauungssaft« produziert und es uns deshalb an Verdauungsenzymen mangelt. Wenn zu wenig Enzyme vorhanden sind, dann kommt es im Darm zu einer Störung der Nahrungsaufspaltung (Maldigestion).

Was kann zu einer Störung der Nahrungsaufspaltung führen?

- Überbelastung des Darms durch üppiges, fettreiches Essen
- Schädigungen des Bauchspeicheldrüsengewebes durch eine akute oder chronische Entzündung, häufig auch durch zu viel Alkohol
- Teil- oder Totaloperation der Bauchspeicheldrüse (Pankreatektomie)
- Altersbedingte Erschöpfung der Bauchspeicheldrüse

Die Bauchspeicheldrüse (Pankreas) ist der größte Hersteller unserer Verdauungsenzyme im Darm, die nicht nur Eiweiß und Kohlenhydrate, sondern auch Fette spalten (vgl. Seite 20). Wenn diese Enzyme fehlen oder nur unzureichend arbeiten, dann bleiben die Nahrungsbestandteile unzerkleinert liegen und werden ungenutzt wieder ausgeschieden. Die Nährstoffe gelangen daraufhin nicht ins Blut, unseren Körperzellen werden somit die notwendigen »Biostoffe« vorenthalten. Nach längerer Zeit kann dies zu Gewichtsverlust und ernsthaften Organschäden führen.
Beim Mangel des Verdauungsenzyms *Amylase* werden Kohlenhydrate unvollständig abgebaut. Als Folge davon können Durchfall (Diarrhoe) und eine vermehrte Entwicklung geruchloser Gase auftreten, wie Kohlendioxyd, Wasserstoff, Methan. Fehlen die eiweißspaltenden Enzyme *Trypsin* und *Chymotrypsin*, dann entstehen im Dickdarm – neben Fettsäuren – übelriechende Gase, wie Schwefelwasserstoff und Ammoniak.
Am störungsanfälligsten ist jedoch die Fettverdauung. Fette und die fettlöslichen Vitamine A, D, E, K können nur durch das Enzym *Lipase* gespalten und verwertet werden. Die Lipase wird aber ausschließlich von der Bauchspeicheldrüse produziert; d.h., bei Lipasemangel kann kein anderer Enzymbildungsort im Körper einspringen, und die Lipasen müssen durch Enzymmittel ersetzt werden. Wenn die Fettverdauung nicht mehr richtig klappt, kommt es zu Durchfall und zur Bildung sogenannter Fettstühle (der Stuhl schwimmt im Wasser der Toilettenschüssel).
Blähungen können durch zeitweilig auftretenden Enzymmangel zustandekommen oder durch bakteriell bedingte Gärungs- und Fäulnisprozesse im Dickdarm (vgl. Seite 22). Hier werden aus schwefelhaltigen chemischen Verbindungen und Abfallstoffen aus Eiweißbestandteilen meist schlecht riechende Gase wie Schwefelwasserstoff freigesetzt.
Eine normale Gasbildung im Darm ist ein natürlicher biologischer Vorgang. Gas ent-

steht beim Abbau unserer Nahrungsbestandteile. Die Menge des Gases wird zusätzlich durch das Einatmen von Luft sowie durch die mit der Nahrung aufgenommenen Luftanteile vergrößert, die vermehrt in frischem Brot, Schlagsahne, Äpfeln und kohlensäurehaltigen Getränken wie Sekt, Sprudel, Bier enthalten sind. Auch ein nervös bedingtes, übermäßiges Schlucken der Atemluft trägt zur Vergrößerung des normalen Gasvolumens bei. Eine gestörte, vermehrte Gasbildung ist nicht nur äußerst unangenehm, sondern verursacht auch die spürbaren Symptome wie Druck- und Spannungsgefühl im Bauchraum, Völlegefühl, Schmerzen, Beklemmung und Atemnot. Einen vermehrten Abgang von Darmgasen nennt man in der medizinischen Fachsprache Flatulenz.

Bei anhaltenden Verdauungsstörungen ist unbedingt eine ärztliche Untersuchung erforderlich. Bei Verdauungsproblemen, die durch stark zellulosehaltige – meist pflanzliche – Kost oder durch Umstellung der Ernährungsgewohnheiten entstehen, sind darmwirksame Enzympräpate hilfreich.

Sie enthalten das tierische Enzym *Pankreatin*, bestehend aus Protease, Amylase, Lipase, das aus einem Bauchspeicheldrüsenextrakt von Rindern und Schweinen gewonnen wird. Wenn eine Allergie gegen Schweinefleisch vorliegt, sollten keine Enzyme eingenommen werden, die aus Schweinezellen stammen. Es gibt auch Präparate, die Enzyme aus dem Schlauchpilz *Aspergillus oryzae* verwenden, wie Cellulase, Protease, Amylase. Die enthaltene Cellulase spaltet Zellulose, die besonders in pflanzlicher Kost vorhanden ist. Einige Mittel sind auch noch mit Ochsengalle angereichert, die Gallenstörungen entgegenwirken soll. Darmwirksame Enzympräparate werden hauptsächlich eingesetzt, wenn die Bauchspeicheldrüse nicht mehr richtig funktioniert oder erschöpft ist, d.h. bei sogenannter Pankreasinsuffizienz. Hier liegt eine Fehlverdauung bzw. Verdauungsschwäche durch Enzymmangel vor, bei der besonders die Fettverdauung erschwert ist. Einige Mittel haben zusätzlich sogenannte Entschäumerstoffe, wie Dimeticon und Simethicon, die bei verstärkten Blähungen eine Schaumbildung der Gasbläschen vermindern sollen.

Damit die verwendeten Enzyme ihre Wirkung entfalten können, ist bei der Präparatewahl darauf zu achten, daß die Enyzme in einer Magensaft-resistenten Hülle »verpackt« sind. So wird sichergestellt, daß sie nicht schon im Magen von der Säure angegriffen werden, sondern ihre Wirkung erst dort entfalten, wo es gewünscht wird, nämlich im Darm.

Alle darmwirksamen Enzympräparate dürfen in keinem Fall eingenommen werden bei einer akuten Entzündung der Bauchspeicheldrüse oder während eines akuten Schubes einer chronischen Bauchspeicheldrüsen-Entzündung (Heilmittel, s. Seite 104)!

Magen- und darmwirksame Enzympräparate werden eingesetzt, wenn Verdauungsstörungen gleichzeitig Magen und Darm betreffen, also bei Magen-, Darm-, Gallen- und Leberleiden, Störungen der Bauchspeicheldrüse und nach Magenoperationen. Sie enthalten Enzymgemische aus tierischem Pankreatin und Pilzenzyme, die teils schon im Magen und teils erst im Darm wirken. Auch die magen- und darmwirksamen Enzympräparate dürfen nicht eingenommen werden beim Vorliegen einer akuten Entzündung der Bauchspeicheldrüse oder während eines akuten Schubes einer chronischen Bauchspeicheldrüsen-Entzündung (Heilmittel, s. Seite 108).

Enzyme bei Verletzungen im Alltag: Prellung, Verstauchung, Bluterguß, offene Wunde

Nicht etwa die Erkältungen gehören zu den häufigsten Gesundheitsstörungen, sondern die ganz alltäglichen Verletzungen: der Schnitt in den Finger, das aufgeschlagene Knie, Schürf- und Platzwunden, der umgeknickte Knöchel oder der blaue Fleck nach dem Anstoßen an der Tischkante. Gegen solche tätlichen Angriffe von außen setzt sich unser Körper schnellstmöglich zur Wehr und alarmiert die ihm zur Verfügung stehenden Schadensbekämpfungstruppen und Reparaturmannschaften.

Unabhängig davon, ob es sich bei einer Prellung (Kontusion) um Quetschungen des Unterhautfettgewebes und der Muskulatur handelt, beim Umknicken oder Verstauchen (Distorsion) die normalen Bewegungsmöglichkeiten des Gelenks überschritten und Gelenkbänder gezerrt oder zerrissen werden, ob sich durch zerfetzte Gefäße Blut im Gewebe ansammelt und ein Bluterguß (Hämatom) entsteht oder offene Wunden auftreten: unser Körper reagiert auf jede Art von Verletzung zwar unterschiedlich stark, aber ausnahmslos mit dem gleichen genialen Mechanismus der Entzündung, der bereits beschrieben ist (vgl. Seite 33 ff.).

Derjenige, der sich gerade seinen Knöchel verstaucht hat oder völlig entsetzt sein blaues Auge im Spiegel betrachtet, wird sich wohl kaum für diesen biologischen Vorgang begeistern können. Denn der verstauchte Knöchel schwillt an, tut zudem noch sehr weh und macht ihn bewegungsunfähig. Das geschwollene blaue Auge verfärbt sich nicht nur häßlich und entstellt das Gesicht, sondern verursacht auch Schmerzen. Zudem dauert es etliche Tage, bis unser Körper den Verletzungsschaden in den Griff bekommt. Je nach Schwere der Körperverletzung und Gewebszerstörung kann es zu Blutungen mit anschließender Blutergußbildung (Hämatom) kommen oder bei offenen Wunden zu Infektionen durch Krankheitskeime, die eine schmerzhafte Entzündung nach sich ziehen.

Aber auch bei leichten Verletzungen, bei denen keine Gewebszellen zerstört werden, reagiert die betroffene Körperstelle mit mindestens einem entzündlichen Reizzustand. Dieser hat eine Schwellung (Ödem) zur Folge, die manchmal auch erst verzögert eintritt. Somit haben wir es bei jeder Verletzung mit den typischen Entzündungszeichen zu tun: Schwellung – Schmerz – Beeinträchtigung der Körperfunktion.

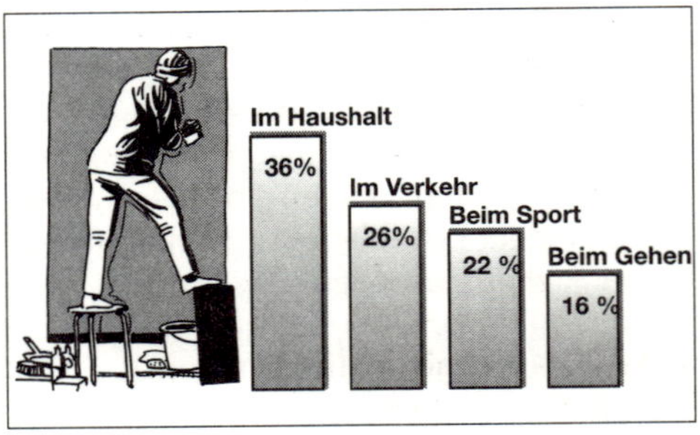

Die größten Verletzungsgefahren lauern bei täglichen Arbeiten im Haushalt.

Am Verletzungsort kommt es zu Durchblutungsstörungen, die dazu beitragen, daß Flüssigkeit und Blut ins Gewebe eindringen: das Gewebe dehnt sich aus, und eine Schwellung entsteht. Der daraus resultierende Überdruck reizt wiederum feine Nervenenden und löst so den Schmerz aus. Auch wenn alle Schwellungen Schmerzen verursachen, so haben sie zuerst einmal positive Effekte. Die schwellende Ausdehnung des Gewebes bietet nämlich bessere Voraussetzungen für Reparaturprozesse, da sie »mehr Platz« zur Bildung und Vermehrung neuer Zellen schafft, die die zerstörten Zellen ersetzen müssen. Auch die eindringene Flüssigkeit hat ihren Sinn, denn sie verdünnt die Konzentration schädlicher Zerfallsprodukte, die nach Verletzungen entstehen. Der Nachteil ist, daß die Schwellung durch den Überdruck im Gewebe eine ordentliche Durchblutung verhindert und damit die Heilung der geschädigten Zellstrukturen verzögert. Deshalb sind Maßnahmen erstrebenswert, die die Schwellung zügig abbauen und einen Heilungsprozeß beschleunigen.

Erste Hilfe bei Verletzungen

Prellung, Quetschung, Verstauchung, Schwellung, Bluterguß: Kälteanwendung mit kühlen Umschlägen, Gelenk ruhig stellen.
Vorsicht: Nehmen die Schmerzen nicht deutlich binnen weniger Tage ab, sofort zum Arzt gehen, damit kein Bänderriß oder Knochenbruch übersehen wird. Bei Verdacht auf inneren Bluterguß, Knochenbruch, Gelenkschäden oder ausgerenkten Gelenken (Luxation) ist der Arzt aufzusuchen!

Schürf-, Schnitt-, Stichwunden:
Sofort unter fließendem kaltem Wasser reinigen, das kühlt und lindert den Wundschmerz.
Vorsicht: Wunden nie mit Papiertaschentuch oder Watte reinigen. Infizierte und durch Fremdkörper (z.B. Asphalt, Steine, Sand) verschmutzte Wunden unbedingt vom Arzt reinigen lassen.

Eiweißspaltende Enzyme helfen bei Verletzungen

Bei Verletzungen mit und ohne offene Wunden haben sich die in Heilmitteln verwendeten eiweißspaltenden Enzyme *Bromelain, Papain, Trypsin* und *Chymotrypsin* seit Jahren bewährt. Dadurch, daß sie kleine Blutgerinnsel und Blutklebstoff im verletzten Gebiet rasch beseitigen, wird die Durchblutung verbessert, und der Unfallort kann wieder mit wichtigen Nährstoffen und Sauerstoff versorgt werden. Sie zerkleinern entstandene Zelltrümmer, die damit leichter beseitigt werden können. So wird eine bestehende Schwellung schneller abgebaut und ein erneutes Anschwellen verhindert. Dadurch lassen die Schmerzen nach, der Heilungsprozeß wird beschleunigt, die Behandlungsdauer verkürzt, und die Betroffenen sind schneller wieder auf den Beinen.
Ein zusätzlicher Gebrauch von Schmerzmitteln oder entzündungshemmenden Arzneimitteln ist bei leichteren Verletzungen nicht notwendig und kann in anderen Fällen verringert werden. Um eine rasche Heilung zu erzielen, raten Sportmediziner, mit einer Enzymbehandlung in den ersten 18 Stunden nach Verletzung zu beginnen.
Von den eiweißspaltenden Enzymen beteiligt sich das pflanzliche Bromelain ganz besonders stark am Abbau von Ödemen. Die tierischen Enzyme Trypsin und Chymotrypsin sind besondere Spezialisten für den Abbau von kleinen Blutgerinnseln und Blutklebstoff, die dadurch die Durchblutung der Verletzungsstelle verbessern. Der auch in Heilmitteln verwendete Pflanzenwirkstoff Rutosid kann die Arbeit der Enzyme unterstützen und angegriffene Gefäße wieder abdichten (Heilmittel, s. Seite 110).

Gegen Verletzungen wie Prellung, Verstauchung, Bluterguß, Schürf-, Riß- und Schnittwunden helfen eiweißspaltende Enzyme, indem sie:

- Schwellungen und Entzündungsstoffe abbauen,
- Reparationsprozesse fördern,
- die Durchblutung verbessern,
- Schmerzen lindern,
- den Heilungsprozeß beschleunigen,
- die Behandlungsdauer verkürzen,
- den Schmerzmittelgebrauch verringern.

Besonders wirksam sind *Bromelain, Trypsin, Chymotrypsin*, die sich in ihren Stärken gut ergänzen und eine rasche Heilung begünstigen.

Bewußte Verletzungen: Operationen

Körperverletzungen sind nicht immer harmlos. Wenn z.B. bei einem Sportunfall der Meniskus im Kniegelenk zerreißt oder Gelenke und Knochen regelrecht zertrümmert werden, dann hilft nichts mehr, es muß operiert werden. Jede Operation ist eine bewußte Verletzung. Jeder operative Eingriff bedeutet immer eine Wunde, eine Verletzung der Haut, des Bindegewebes, der Muskeln und Nervenzellen sowie die Zerstörung von Blutgefäßen. Darauf reagiert unser Körper genauso wie bei einer akuten Entzündung. Er alarmiert seine Mannschaften zur Abgrenzung des Schadens, zur Abwehr von Krankheitserregern, zur Säuberung und Reparatur der Operationsstelle. Neben den Schmerzen und der eingeschränkten Beweglichkeit, die Operationen mit sich bringen, lauern noch zusätzliche Gefahren, wie Infektion, Entzündungsausweitung oder Bildung von Blutpfropfen (Thromben), die Gefäße verschließen können. Wenn sich so ein Thrombus auch noch aus dem Wundgebiet löst und durch das Blutsystem wandert, dann kann er sich – als sogenannter Embolus – schlimmstenfalls in der Lunge, im Gehirn oder im Herzen festsetzen und eine Lungenembolie, einen Schlaganfall oder einen Herzinfarkt auslösen.
Die Wirkung der eiweißspaltenden Enzyme *Bromelain, Papain, Trypsin* und *Chymotrypsin*, auch in Kombination mit dem Pflanzenwirkstoff Rutosid, wurde in Kliniken bei frisch operierten Patienten untersucht, bei denen keine Gerinnungsstörungen vorlagen, und zwar nach Knochenbrüchen, Kniescheiben-, Meniskusoperationen und Bänderrissen. Auch hier gilt es, den Patienten schnellstmöglich von Schwellungen, Wunden und Schmerzen zu befreien, damit er bald wieder mobil ist. Ein längeres Liegen kann zudem zu Muskelrückbildungen führen.
Es hat sich gezeigt, daß eine Enzymbehandlung eine gute Ergänzung zu den klinischen Standardmaßnahmen ist. Schwellungen und Entzündungen heilen schneller ab, wodurch sich die Gefahr einer Gefäßverstopfung mittels Blutpfropf oder einer Embolie verringert. Auch die Heilung von infizierten Wunden wird beschleunigt, so daß die Patienten früher aus der Klinik entlassen werden können. Von ähnlichen Erfolgen mit den Enzymen, wird nach Zahnoperationen oder dem Zahnziehen mit nachfolgender »dicker Backe« berichtet. Wenn zusätzlich Antibiotika eingenommen werden müssen, dann erleichtern die Enzyme die Gewebegängigkeit des Wirkstoffs, der dadurch schneller an den »Unfallort« gelangen kann. Von einer Selbstbehandlung nach Operationen ist jedoch abzuraten.

Nach Operationen an Beinen und Gelenken unterstützen eiweißspaltende Enzyme den Heilungsprozeß, indem sie:
- den Abbau von Schwellungen und Entzündungsstoffen beschleunigen,
- die Gefahr einer Thrombose und Embolie verringern,
- die Heilung von Wunden fördern,
- Schmerzen lindern,
- es Antibiotika erleichtern, zum Zielort zu gelangen.

Auch schlecht heilende Wunden und übermäßige Narbenbildung sprechen gut auf Enzyme an, ebenso auf Enzymsalbe (Heilmittel, s. Seite 110).

Enzyme und Venenleiden

Wenn abends die Beine dick werden und sich schwer anfühlen, wenn sie nach langem Stehen schmerzen, wenn Füße und Knöchel anschwellen, dann ist das keineswegs immer harmlos. Das Venen- oder auch das Lymphsystem kann gestört sein. Venenleiden zählen heute zu den »Zivilisationskrankheiten«, unter denen allein in Deutschland 25 Millionen Menschen leiden. Bei 6 Millionen, d.h. bei jedem 8. Mitbürger, verläuft die Krankheit bereits chronisch und schleicht langsam weiter; bei 500 000 Menschen sind die Venengefäße sogar schon durch einen Blutpfropfen verstopft (Thrombose) und bei 2 Millionen hat die Krankheit zu einem »Offenen Bein« geführt. Leider sterben auch heute noch jährlich 250 000 Menschen an den gefährlichen Folgen einer Venenthrombose, der Lungenembolie, bei der sich ein Blutgerinnsel in den Lungen festgesetzt hat. Unverständlicherweise begibt sich nur jeder 5. Venenkranke in ärztliche Behandlung. Der Rest der Betroffenen betrachtet sein Venenleiden als unabänderliches Schicksal. Grund genug, sich mit der Vorbeugung, den Ursachen und möglichen Behandlungsverfahren der Venenleiden auseinanderzusetzen.

Die wichtige Bedeutung des Venensystems

Unser Blutgefäßsystem ist so raffiniert ausgetüftelt und vernetzt, daß es jede einzelne Körperzelle erreichen kann. In jeder Sekunde pumpt das Herz frisches, nährstoff- und sauerstoffreiches Blut durch die Arterien zu den entlegensten Körperstellen und versorgt so alle Zellen mit lebenswichtigen Biostoffen, Sauerstoff und Energie. In einem eleganten Austauschverfahren geben die Zellen ihrerseits dann die nicht mehr benötigten Abfallprodukte an die Venen ab. Dieses jetzt nährstoffarme, verbrauchte, venöse Blut muß aber schnellstmöglich über die Venen zum Herzen befördert werden. Denn von hieraus wird es in die Lunge gepumpt und wieder mit Sauerstoff angereichert, also »aufgefrischt«.

Die wichtige Aufgabe der Venen besteht somit darin, das verbrauchte Blut zu sammeln und schleunigst zum Herz zurückzuleiten. Von welcher Bedeutung unsere Venen sind, läßt sich daraus ersehen, daß nur 15 % der gesamten Blutmenge in den Arterien zirkulieren, jedoch 85 % im Venensystem, wovon wiederum allein 60 % in den Armen und Beinen fließen. Ein Erwachsener verfügt übrigens über ca. 8 m Venen.

Die bedeutsame Arbeit der Venen ist nicht gerade einfach. Wenn wir stehen oder gehen, müssen sie nämlich den extrem langen Weg von den Zehen bis zum Herzen unter Überwindung der Schwerkraft bewerkstelligen. Da die Venenwände auch noch dünner sind als die der Arterien und über wenig Muskulatur verfügen, sind sie auf zusätzliche Hilfe angewiesen. Damit das Blut auf seinem Weg zum Herz nicht immer wieder zurückfließt, haben unsere Venen – im Abstand von 4 bis 7 cm – Ventile eingebaut, sogenannte Venenklappen, die sich nur zum Herzen hin öffnen. Auf diese Art kann das Blut stufenweise – von Klappe zu Klappe – hinaufbefördert werden. Gesunde Venenklappen schließen hervorragend und lassen das Blut nur in Richtung Herz durchströmen. Eine zusätzliche Hilfe bieten unsere Beinmuskeln, die wie eine Muskelpumpe arbeiten. Bei jeder Bewegung drücken sie die Venen zusammen und »schieben« das Blut nach oben. Liegt z.B. eine Venenschwäche vor, dann arbeitet die Muskelpumpe nur mit bedingtem Erfolg. Sind aber schon die Venenklappen geschädigt, dann fließt ein Großteil des Blutes wieder zurück und gelangt nicht zum Herzen. Dies hat schlimme Folgen, denn das verbrauchte Blut bleibt dann einfach in den Venengefäßen stehen und staut sich dort an.

Wie entstehen Venenerkrankungen?

Die ersten sichtbaren Veränderungen an den Venen werden häufig leichtfertig als Schönheitsfehler abgetan. Aber Venenerkrankungen beginnen ganz langsam und schleichend. Schon mangelnde Bewegung, langes Sitzen und Stehen führen zu einer gestörten Blutzirkulation in den Beinen. Die Folge: das Blut staut sich und verursacht Schwellungen. Bleibt der Stau bestehen, dann drohen Krampfadern, Venenentzündung und Venenthrombosen. Werden diese nicht rechtzeitig behandelt, können sich sogar Beingeschwüre bilden.

Venenerkrankungen entstehen, wenn das verbrauchte Blut irgendwo in den Beingefäßen versackt und stehen bleibt. Dadurch erhöht sich der Druck des Blutes auf die Gefäße. Sie weiten sich, leiern aus, werden durchlässig und drücken die im Venenblut enthaltenen Abfallprodukte in die Umgebung, die dann regelrecht »versumpft« und aufquillt. Auf eine solche Schädigung reagiert unser Körper mit den bereits bekannten Entzündungsmechanismen, die den Schaden bekämpfen, reparieren und heilen wollen.

Die Entzündungsstoffe beginnen ihr Werk und öffnen die Wege für unsere Körperabwehrkräfte. Der Blutklebstoff Fibrin wird gebildet, um das Schadensgebiet abzugrenzen. Dadurch schwillt der betroffene Bereich weiter an. Kann der Schaden nicht behoben werden, steigt das Risiko, daß sich kleine Blutgerinnsel an der geschädigten Gefäßwand festkleben. Sie wachsen zu einem großen Blutpfropfen heran, der dann das Venengefäß »dicht macht« und verschließt. Ein solcher Venenverschluß kann lebensbedrohlich werden.

Da Venenerkrankungen in der Regel nicht absolut heilbar sind, müssen neben vorbeugenden Maßnahmen alle Behandlungen darauf abzielen, die Krankheit zu stoppen und einen fortschreitenden Krankheitsverlauf zu verhindern.

Risikofaktoren, die eine Venenerkrankung begünstigen:

- erbliche Anlagen zur Bindegewebsschwäche
- angeborene Herz- oder Venenklappenfehler
- mangelnde Bewegung
- langes Stehen oder Sitzen
- Bettlägerigkeit nach Krankheit oder Operation
- Übergewicht
- Schwangerschaft
- Wechseljahre
- Alter
- Nikotin und Alkohol
- Medikamente wie Anti-Baby-Pille oder Kortison

Krampfadern – mehr als ein kosmetisches Problem

Die leichteste, aber am häufigsten vorkommende Form der Venenleiden sind die Krampfadern (Varizen). Diese schlängelnden, oft knotigen Gebilde entwickeln sich, wenn das verbrauchte Blut nicht mehr in der vorgesehenen Weise zum Herzen kommen kann und in den oberflächlichen Beinvenen versackt. Die Venenwände weiten sich, leiern aus und verlieren ihre Spannkraft, wodurch der Blutfluß verlangsamt wird, selbst wenn die Venenklappen noch in Ordnung sind. Krampfadern entstehen hauptsächlich aufgrund einer erblichen Veranlagung zur Bindegewebsschwäche und durch Bewegungsmangel. Auch Schwangerschaften, Wechseljahre, Übergewicht und Alter begünstigen die Entwicklung.

Die beste Vorbeugung ist: langes Stehen und Sitzen vermeiden, Beine öfter am Tag hochlagern, viel Bewegung. Zwischendurch immer wieder ein kleines Beinmuskeltraining durchführen, indem Sie auf den Zehenspitzen wippen und versuchen, so oft wie möglich die Treppen – und nicht den Fahrstuhl – zu benutzen, gegebenenfalls Stütz-

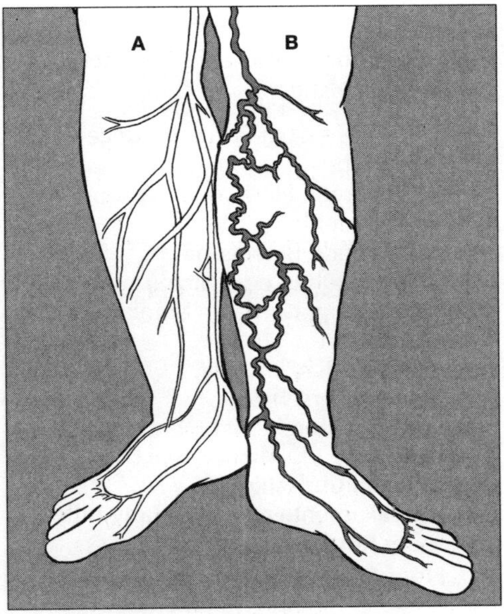

A: Gesunde Beinvenen
B: Krampfadern mit typisch geschlängeltem Verlauf und krankhaft geweiteten Venen

strümpfe tragen und in der Freizeit viel spazierengehen, wandern oder Sport treiben.

Bei der Behandlung von Krampfadern, die dem medizinischen Fachmann vorbehalten ist, wird zuerst der Kompressionsstrumpf empfohlen, der sich nicht sonderlicher Beliebtheit erfreut, aber den Blutfluß verbessert und das Thromboserisiko mindert. Oft werden Krampfadern auch operativ entfernt oder durch Verödung ausgeschaltet, da im oberflächlichen Venensystem ausreichend gesunde Venen »in Reserve« zur Verfügung stehen. Solange jedoch die Hauptursachen, nämlich Bindegewebsschwäche und Bewegungsmangel, nicht ausgeschaltet werden, können auch Arzneimittel nur unzulänglich helfen. Gegen Bindegewebsschwäche wird das Spurenelement Silicium in Form von Kieselsäure eingesetzt, das aber monate- bis jahrelang eingenommen werden muß, ehe es zu einer bleibenden Besserung kommt.

Gegen eine Erbanlage kommen auch die enzymatischen Heilmittel nicht an. Eine Enzymbehandlung wirkt hier vorbeugend, da Enzyme den verlangsamten Blutstrom verbessern und der Bildung von Thrombosen vorbeugen. Einige Enzympräparate haben noch zusätzlich den Wirkstoff Rutosid, der aus Grünpflanzen wie der Raute oder Zitrone gewonnen wird und die »porös« gewordenen Gefäße abdichtet (Heilmittel, s. Seite 110).

Venenentzündung – wenn die Venenwand lädiert ist

Wenn die Gefäßwände der Venen ausgeleiert sind, dann erhöht sich die Anfälligkeit für Entzündungen. Aber auch gesunde Venen können durch Verletzungen oder Infektionen betroffen werden. Bei einer Venenentzündung, der sogenannten Thrombophlebitis, ist die Gefäßwand einer oberflächlichen Vene entzündet. Es bilden sich kleine Blutgerinnsel, die an der Wand kleben bleiben. Es ist auch möglich, daß die Entzündung durch ein bereits vorhandenes Gerinnsel hervorgerufen wird. Immer verursacht sie am Ort des Geschehens starke Schmerzen, das umgebende Gewebe ist geschwollen, die Haut lokal gerötet, und der Betroffene möchte am liebsten das Bein nicht mehr bewegen.

Venenentzündungen sind sehr schmerzhaft und selbst bei richtiger Behandlung nicht ungefährlich. Zu Beginn einer klassischen Therapie werden Kompressionsverbände angelegt und schmerzlindernde, entzündungshemmende Medikamente eingesetzt, die aber nicht frei von Nebenwirkungen sind. Nachfolgende Kompressionsstrümpfe und Bewegung sind wichtig, um einem Fortschreiten der Erkrankung vorzubeugen.

Enzyme leisten einen wesentlichen Beitrag zur Therapie und Vorbeugung von Venenentzündungen. Neben ihrer Fähigkeit, die Fließeigenschaft des Blutes zu verbessern, lösen sie kleine Blutgerinnsel auf, bauen die Schwellung ab, beschleunigen die Heilung der Entzündung, lindern den Schmerz und beugen der gefürchteten Blutpfropfbildung (Thrombose) vor. Besonders gut helfen hier die Enzyme *Bromelain, Pankreatin, Trypsin* und *Chymotrypsin* (Heilmittel, s. Seite 110).

Venenthrombose – eine bedrohliche Gefahr

Die am meisten gefürchtete Komplikation aller Venenleiden ist die tiefe Beinvenenthrombose (Phlebothrombose), bei der sich bereits Blutplättchen zu einem Blutpropfen zusammengeklumpt und auf diese Weise ein Gefäß verschlossen haben. Die krankhaften Veränderungen der Venenwand laufen ähnlich ab wie bei der oberflächlichen Venenentzündung. Aber im Gegensatz dazu sind bei der Venenthrombose die tiefliegenden Venen betroffen, die als Hauptstrombahnen das venöse Blut direkt zum

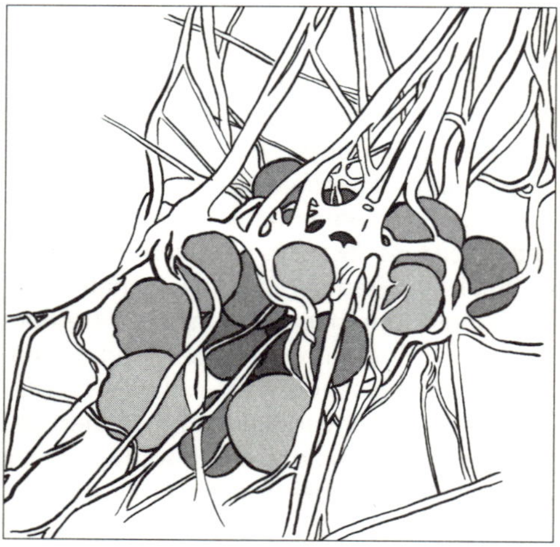

Dargestellt ist der Beginn einer Thrombusbildung – eines Blutpfropfens. Die Blutplättchen haben sich bereits als kugelförmige Gebilde in einem Fibrinnetz zusammengeklumpt.
Ein solcher Blutpfropfen hat bei einer tiefen Beinvenenthrombose bereits ein Venengefäß verschlossen.

Herzen führen. Wenn nun der Hauptrückstrom zum Herzen behindert oder versperrt ist, dann kommt es zu einem großen Rückstau unterhalb der Störungsstelle. Demzufolge machen sich auch stärkere Symptome bemerkbar: das betroffene Bein schwillt an und schmerzt, die Haut verfärbt sich bläulich-lila und das Auftreten tut sehr weh.
Verschiedene Faktoren wie Krampfadern, Gefäßentzündungen, Übergewicht, Schwangerschaft, Bettlägrigkeit (z.B. bei Krankheit oder nach Operationen), langes Sitzen und Stehen, Anti-Baby-Pillen und Nikotin begünstigen die Entwicklung einer tiefen Venenthrombose, die nur in den seltensten Fällen ohne größere Beschwerden verläuft.

Die Warnzeichen einer tiefen Venenthrombose sind:

- einseitiges Spannungs- und Schweregefühl im Bein,
- meist ziehende Schmerzen in der Fußsohle, die manchmal bis in die Kniekehle ausstrahlen,
- damit verbundenes Unwohlsein, leicht erhöhte Temperatur und Herzklopfen; besonders jüngere Menschen kommen schnell außer Atem;
- späteres Anschwellen des Beines und Auftreten einer bläulichen Verfärbung;
- plötzliche starke Schmerzen in der Wade oder Wadenkrämpfe nach längeren Flugreisen, das sogenannte *Jet-Leg-Syndrom.*

Beim Auftreten diese Symptome muß sofort der Arzt aufgesucht werden!

Stellt der behandelnde Arzt fest, daß es sich um eine Venenthrombose handelt, wird er umgehend eine Klinikeinweisung vornehmen, um eine lebensgefährliche Folge zu verhindern. Denn die Gefahr einer Thrombose liegt darin, daß sich der vorhandene Blutpfropf – oder ein Teil davon – plötzlich von der Venenwand loslöst, vom Blutstrom mitgerissen wird, auf seiner unheilvollen Wanderschaft in der Lunge steckenbleibt und so eine Lungenembolie hervorruft. Verstopft ein Blutgerinnsel ein Lungengefäß, dann kann kein Blut mehr hindurchfließen und das dahinterliegende Gewebe wird von der Nährstoff- und Sauerstoffzufuhr abgeschnitten, es stirbt langsam ab. Die Zellen erleiden einen Erstickungstod. Zudem kann über einen Nervenreflex ein plötzlicher Herzstillstand eintreten.

In einer solchen lebensgefährlichen Situation helfen keine Enzyme, die man einnehmen kann, denn hier ist schnellste Rettung angezeigt. Die Klinikärzte verwenden, je nach Situation, entweder starke gerinnungshemmende Medikamente (z.B. Heparin) oder Enzyme, die direkt in den Blutkreislauf gespritzt werden, damit sie schnellstmöglich zum Bestimmungsort gelangen können, um den Blutpfropfen aufzulösen. Dazu benutzt man die eiweißspaltenden Enzyme *Streptokinase* und *Urokinase*. Die Urokinase ist übrigens ein Enzym, das unser Körper in der Niere bildet und mit dem Harn ausscheidet. Zur klinischen Anwendung wird die Urokinase gentechnisch gewonnen, ebenso wie die Streptokinase, die von der Bakteriengattung *Streptococcus* gebildet wird. In der Regel löst sich der Blutpfropfen nach dieser sogenannten *Lyse-Therapie* innerhalb einiger Minuten auf, und das Gefäß ist wieder geöffnet. Hierbei wirken die beiden Enzyme so stark wie »Rohrputzer«, die verstopfte Schläuche wieder frei machen.

Eine Behandlung mit enzymatischen Heilmitteln in Tablettenform ist erst dann sinnvoll, wenn die akute Gefahr gebannt ist. Wer schon häufiger unter Thrombosen und/oder Embolien litt, kann weiteren Rückfällen mit Enzymen vorbeugen, da sie das Blut dünnflüssig halten und kleinste Gerinnsel auflösen, noch bevor sich daraus ein größerer Blutpfropf entwickelt. Nach der akuten Therapie in der Klinik helfen Enzyme bei den Reparaturarbeiten der geschädigten Venenwände, normalisieren die Fließeigenschaft des Blutes, beseitigen Abfallprodukte aus dem geschwollenen Gewebe und tragen dazu bei, daß das Bein wieder abschwillt. Zudem vermindern sie die Bereitschaft der Blutplättchen, sich wieder zusammenzuklumpen, was die erste Voraussetzung zur Neubildung eines Blutpfropfens ist. Bewährt haben sich auch hier die Enzyme *Bromelain, Trypsin, Chymotrypsin* und *Pankreatin* sowie der Pflanzenwirkstoff Rutosid (Heilmittel, s. Seite 110).

Ein Therapieerfolg ist in den meisten Fällen nach 2 bis 4 Wochen zu erwarten. Eine gleichzeitige Einnahme von Vitamin E und Magnesium ist empfehlenswert. Diejenigen, die eine Thrombose gut überstanden haben, sollten Nikotin und Alkohol rigoros meiden. Betroffene Frauen müssen ein anderes Empfängnisverhütungsmittel wählen als die Anti-Baby-Pille. Den Anweisungen des Arztes ist Folge zu leisten, auch wenn die Kompressionsstrümpfe lästig sind. Denn bei mehr als 10 % aller Thrombosepatienten treten noch schwerere Folgeschäden auf.

»Offene Beine« – Spätfolge einer Venenerkrankung

Als Folge von Krampfadern, Venenthrombose oder Venenentzündung kann sich ein Beingeschwür bilden, das sogenannte Ulcus cruris oder »offene Bein«. Diese Auswirkung einer Venenfunktionsstörung betrifft meistens Frauen. Auch diejenigen, die während einer Schwangerschaft eine Thrombose durchgemacht haben, können über einen Zeitraum von 1 bis 3 Jahren ein solches Beingeschwür entwickeln. Dieses ist dann meist schwieriger zu behandeln als ein »offenes Bein«, das durch Krampfadern verursacht wird. Aber immer ist es ein böses

> Die ersten Warnzeichen äußern sich durch schwere, müde Beine, leichte Ermüdbarkeit, Brennen der Fußsohle, zunehmende Beschwerden beim Stehen und Schwellungen an Unterschenkel und Knöchel.
>
> Ein Alarmzeichen ist allerdings, wenn die Schwellung am Unterschenkel richtig hart und fest wird (sogenannte harte Beine) und die Haut sich rötet, schuppt, juckt oder sich bereits ein Hautausschlag (Ekzem) zeigt. Dann kann innerhalb von wenigen Stunden unter großen Schmerzen ein Geschwür (Ulcus) entstehen.

Zeichen dafür, daß schon eine Grunderkrankung vorhanden ist.
Alle Venenerkrankungen führen dazu, daß zu wenig Sauerstoff in das betroffene Gewebe gelangt und nicht genug Schlackstoffe entsorgt werden. Hierdurch wird den Zellen der notwendige Sauerstoffnachschub entzogen, und sie ersticken förmlich. Ist die Versorgung mit Sauerstoff erst einmal entsprechend schlecht geworden, dann genügt oft schon ein geringer Anlaß, wie ein Stoß gegen den Fußknöchel, um das marode Gewebe aufbrechen zu lassen.
Im allgemeinen sind »offene Beine« nicht nur unschön, sondern verursachen Schmerzen, Infektionen, begleitende Hauterkrankungen, allergische Reaktionen, Gehbehinderung und auch häufig eine erhebliche Einschränkung der Arbeitsfähigkeit.
Die Behandlung eines »offenen Beines« gehört in die Hände des Arztes. Denn venöse Beingeschwüre heilen meist besonders schlecht, da sie eine wahre Brutstätte für Bakterien sind, die sich in den schmierigen Belägen aus abgestorbenen Zellen einnisten und eine normale Heilung am Wundgrund erschweren. Deshalb sind oft antibiotikahaltige Salben zur Heilung notwendig.
Enzympräparate können nach Einnahme – von innen her – den Wundheilungsprozeß beschleunigen, denn sie fördern die Beseitigung von abgestorbenem Gewebematerial, beseitigen die Schwellung, verbessern die Durchblutung des geschädigten Gewebes und versorgen so die Wunde mit frischem Blut. Außerdem unterstützen sie die Zellregeneration, lassen die Entzündung schneller abheilen und lindern den Schmerz. Besonders bewährt haben sich die Enzyme *Bromelain, Trypsin, Chymotrypsin* und *Pankreatin,* die sich in ihren Wirkstärken gut ergänzen. Klinische Ergebnisse zeigen, daß sogar Wunden, die schon lange Zeit offen waren, rasch zu heilen begannen (Heilmittel, s. Seite 113)

Enzyme als Helfer bei Lymphgefäßstörungen

Die Lymphgefäße sind wichtige Partner der Venen, da sie unbrauchbare Stoffwechselabfälle aus dem Gewebe sammeln und über die sogenannten Lymphknoten den Venen zuführen. Sie besitzen zwar auch Ventilklappen, führen aber kein Blut mit sich, sondern Gewebsflüssigkeit (Lymphe). In diesem milchigen Saft schwimmen herumwandernde Lymphozyten, Fetttröpfchen, Eiweißbestandteile und »größere« Stoffwechselabfallprodukte, die von den Venen nicht aufgenommen werden können.
Da dieses bedeutsame Entsorgungssystem mit dem Blutgefäßsystem verbunden ist, wird es unweigerlich in Mitleidenschaft gezogen, wenn Venenerkrankungen vorliegen. Durch eine längere Stauung des venösen Blutes kommt es häufig zu Strömungsbehinderungen in den Lymphwegen. Die Abfallstoffe können nicht mehr richtig weggeschafft werden, und es kommt auch hier zu Stauungen. So entsteht eine Lymphgefäßschwellung, ein Lymphödem. Nach jüngsten Erkenntnissen der Wissenschaft werden auch Stoffe, die Entzündungsreaktionen hervorrufen – wie das Prostaglandin –, in den Lymphgefäßen gebildet. Somit können hier Gerinnsel (Lymphthromben) entstehen, die den Lymphstrom beeinträchtigen und eine Thrombosegefahr mit sich bringen.

»Dicke Beine«: wenn sich die Lymphe staut

Wenn die Beine so richtig dick werden, schwer und müde sind, dann ist das Transportsystem der Lymphe gestört, und die Beine schwellen unterschiedlich stark an. Die Schwellung (Lymphödem) beginnt in den Zehen, einige Zeit später schwillt dann regelmäßig der Fußrücken an, was besonders gut im Sommer bei offenen Schuhen zu beobachten ist. In diesem Stadium bildet sich die Schwellung in der Regel zuverlässig über Nacht zurück und nimmt dann im Laufe des Tages wieder zu. Fuß, Knöchel und Unterschenkel schwellen so an, daß praktisch keine Konturen mehr zu erkennen sind.
Die Behandlung der »dicken Beine« ist eine Kombination aus Lymphdrainage, entstauenden Kompressionsstrümpfen und gefäßabdichtenden Medikamenten. Bei einer Therapie mit Enzymen wie *Bromelain, Pankreatin, Trypsin* und *Chymotrypsin* ist in den meisten Fällen kein zusätzlich entstauendes Arzneimittel notwendig, denn sie verbessern den Abfluß der Lymphe in die Venen und bauen angestaute Abfallprodukte und Schwellungen ab. Auch hier kann der Pflanzenwirkstoff Rutosid die Arbeit der Enzyme sinnvoll unterstützen und poröse Gefäße abdichten. Der Therapieerfolg ist nach einiger Zeit zu spüren und zu sehen (Heilmittel, s. Seite 110).

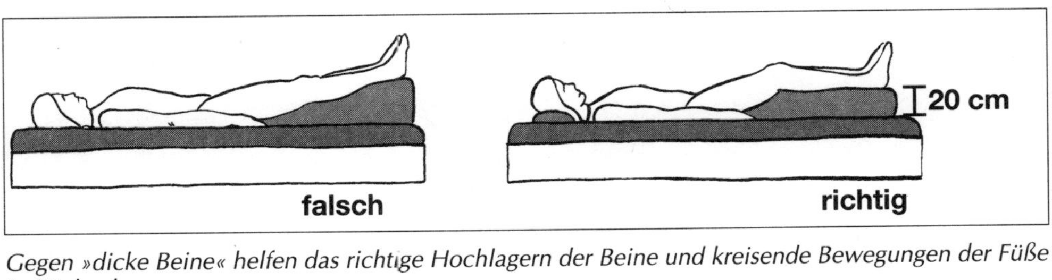

Gegen »dicke Beine« helfen das richtige Hochlagern der Beine und kreisende Bewegungen der Füße in Rückenlage.

Sekundäres Lymphödem nach Tumorbestrahlung oder Brustoperation

Anders sieht es bei dem sogenannten sekundären Lymphödem aus, das bei den meisten Patientinnen nach einer Brustoperation oder nach Bestrahlung von Brusttumoren auftritt. Hierbei sind Lymphgefäße durch die Operation durchtrennt oder feine Lymphgefäße durch die Bestrahlung »verschmort«. Als Folge davon sammelt sich die Lymphe im anliegenden Arm wie in einem Staubecken. Der Arm wird langsam immer dicker und unförmiger, die Schwellung weitet sich nach und nach auch auf den Unterarm und die Hand aus. Der Arm wird steinhart, und die Patientin klagt über Kälte und Spannungsschmerzen. Wenn das Entsorgungssystem der Lymphbahnen solche Störungen aufweist, dann kann auch die körpereigene Abwehr nicht mehr richtig arbeiten. Die Betroffenen werden anfällig für bakterielle und virale Infektionen. Hiergegen hat unser Körper offensichtlich keine wirksamen Reparaturmechanismen entwickelt.

Die Behandlung ist sehr langwierig und selbst für den Arzt schwierig, denn er darf aufgrund der Thrombosegefahr weder eine Blutentnahme noch eine Blutdruckmessung machen. Da es keine universell wirksame Therapie gibt, werden Entstauungsmaßnahmen wie Lymphdrainagen von jeweils einer Stunde und Gymnastik vorgenommen und Hochlagern sowie Diät empfohlen.

Eine Enzymtherapie trägt dazu bei, die von Eiweißtrümmern verschlossenen Lymphgefäße wieder durchgängig zu machen, und verhilft somit zu einem besseren Abfluß der Lymphe in die Venen.

Enzyme können das sekundäre Lymphödem nicht heilen, aber entscheidend zu einer Verbesserung beitragen. Nach klinischen Berichten sollte man Brustkrebs-Patientinnen so früh wie möglich vorbeugend Enzyme geben, da in späteren Stadien des Lymphödems nur noch schwer Effekte erzielt werden können. Bei den meisten Patientinnen tritt die Wirkung in der zweiten Woche nach Einnahme auf. Als besonders gut wirksam erweisen sich die Enzyme *Bromelain, Trypsin, Chymotrypsin* und *Pankreatin* in Kombination mit dem Pflanzenwirkstoff Rutosid und einer täglichen Vitamin-E-Gabe. Die Enzymtherapie hat sich vor allem als begleitende Maßnahme zur Lymphdrainage bewährt (Heilmittel, s. Seite 110).

Entzündungen – die Domäne der Enzymtherapie

Hätte unser Organismus nicht die Fähigkeit, sich gegen Einflüsse und Eindringlinge zu wehren, und wäre er nicht in der Lage, Körperschäden zu reparieren und zu heilen, dann könnten wir nicht überleben. Der Mechanismus, mit dem unser Körper jede Schädigung bekämpft, ist die Entzündung. Ihr Ziel ist es, den entstandenen Schaden so gering wie möglich zu halten und negative Auswirkungen zu verhindern. Ist dieser biologische Vorgang einmal gestartet, dann läuft er unaufhaltsam und präzise wie eine gezündete Rakete ab (vgl. Seite 33). Immer wird das Schadensgebiet mit dem Blutklebstoff Fibrin abgegrenzt, die Verteidigungsarmee alarmiert, das Säuberungskommando zur Beseitigung von Zelltrümmern, Erregern und Schadstoffen herangeschafft, und die Zufahrtswege für die Reparaturmannschaft werden geöffnet. Immer entstehen Schwellung, Rötung und Schmerz.
All diese Prozesse können nur unter Mithilfe unserer Körperenzyme ablaufen. Sind unsere Selbstheilungs- und Abwehrkräfte aber zu schwach oder mangelt es uns an Enzymen, dann kann der Körper den entstandenen Schaden nicht allein heilen; wir entwickeln eine »Entzündungskrankheit« und sind auf zusätzliche Hilfe angewiesen. Dies ist sozusagen die Domäne der in Heilmitteln verwendeten, eiweißspaltenden Enzyme, da sie unsere Selbstheilungskräfte unterstützen und aktivieren. Die Enzyme begünstigen und beschleunigen biologische Heilungsvorgänge bei Entzündungen und lindern oder beseitigen die Folgen von bereits fortschleichenden entzündlichen Prozessen.

Häufig vorkommende Entzündungen

Die meisten Entzündungen werden durch Krankheitserreger wie Bakterien oder Viren verursacht oder durch Schad- bzw. Giftstoffe provoziert. Es mag an der steigenden Umweltbelastung liegen, daß Entzündungen der Atemwege zunehmen. Aber das Problem liegt nicht allein in dem Vorhandensein von Erregern oder Schadstoffen, sondern hauptsächlich an der sogenannten Immunlage des Körpers, d.h. an der Stärke oder Schwäche unseres Abwehrsystems bzw. der Widerstandskraft unserer Verteidigungskräfte und Enzyme. Denn Erreger setzen sich mit Vorliebe an Schwachstellen des Körpers fest, an denen sie einen Entzündungsherd bilden können. Sind die Schleimhäute der Atemwege durch Nikotin bereits demoliert, dann bieten sie eine ideale Angriffsfläche für Bakterien und Viren. Diese einzelligen Wesen nisten sich sowieso am liebsten in Schleimhäuten ein, denn in der feuchten Wärme gedeihen sie prächtig. Da alle unsere Körperöffnungen mit Schleimhäuten ausgestatten sind, bevorzugen sie Nase, Ohren, Mund, Geschlechtsorgane und Harnwege als Eintrittspforten. Demzufolge treten die häufigsten Entzündungen im Bereich der Atemwege, Geschlechtsorgane und Harnwege auf.

Wenn sich Atemwege entzünden

Die wichtigste Aufgabe unserer Atemwege besteht darin, den in der Atemluft enthaltenen, lebenswichtigen Sauerstoff über die Lungen dem Blut zuzuführen und nach erfolgtem Gasaustausch das unbrauchbare Kohlendioxyd wieder herauszubefördern. Wir atmen somit Sauerstoff ein und Kohlendioxyd aus. Der Lufttransport beginnt in den oberen Atemwegen, zu denen der Nasenraum mit Nasenmuscheln und Nebenhöhlen gehört, einschließlich Kiefer- und Stirnhöhle. Die Atemluft gelangt dann über den Rachen zum Kehlkopf, strömt anschließend über die Luftröhre in die baumförmig verzweigten Bronchien und erreicht

schließlich, wenn nichts dazwischen kommt, die Lungenbläschen. Die gesamte Wegstrecke ist von unterschiedlich dicken Schleimhäuten bedeckt, die nicht nur zur Anfeuchtung und Erwärmung des Luftstromes dienen, sondern auch zur Reinhaltung der Atemwege.
Dringen Fremdstoffe oder Erreger in die oberen Atemwege ein, dann werden sie normalerweise vom Schleim aufgenommen und über kleine Flimmerhärchen, die den gesamten Weg säumen, zusammen mit dem Schleim in Richtung Rachen befördert. Von dort werden sie in Abständen abgehustet oder hinuntergeschluckt und im Verdauungsapparat aufgelöst und abtransportiert. Unsere Schleimhäute reagieren aber sehr empfindlich auf äußere und innere Reize. Atmen wir zu trockene Heizungsluft, eisige oder verpestete Atemluft ein oder rauchen wir, dann wird die Durchblutung der Schleimhäute blockiert, und der Zustand des Schleimes verändert sich. Dort, wo der Schleimtransport gestört ist, versammeln sich liebend gern Krankheitserreger. Sie dringen in die Schleimhaut ein und verursachen eine Entzündung. Demzufolge schwillen die Schleimhäute an und engen so die Luftwege ein. Der Körper versucht nun mit aller Gewalt, die Eindringlinge loszuwerden, und stachelt die Schleimhautdrüsen zur vermehrten Schleimproduktion an. Das ist prinzipiell eine hervorragende Lösung, um mit dem Schleim auch die Keime »auszuhusten« und die Atemwege zu befreien. Wenn aber die Schleimhäute angegriffen sind, funktionieren auch die Flimmerhärchen nicht mehr optimal, der Schleim kann nicht schnell genug beseitigt werden und bleibt in den Atemwegen hängen. So entsteht schnell eine akute – oder später auch chronische – Entzündung der Bronchien und Nasennebenhöhlen, eine *Bronchitis* oder *Sinusitis*.

Nasen-Nebenhöhlen-Entzündung – wenn die »Belüftung« gestoppt wird

Gerade in der naßkalten Jahreszeit, wenn wir zudem noch durch Streß so richtig »verschnupft sind« und von allem »die Nase voll haben«, sind wir empfänglich für Erkältungskrankheiten. So entwickelt sich aus einem Schnupfen leicht eine Entzündung der Nasennebenhöhlen, eine Sinusitis. Denn Bakterien und Viren haben in solchen Zeiten Hochkonjunktur und verursachen oftmals eine solche Entzündung in den oberen Atemwegen, bei der auch Eiterherde in der Schleimhaut entstehen können. Nasen und Nebenhöhlen verbindet ein gemeinsames System unterschiedlich dicker Schleimhäute, in denen sich Keime somit ungehemmt verbreiten. Die Schleimhäute schwellen an, die Durchblutung wird gestört, die »Belüftung« der Kopfhöhlen wird behindert, und wir verspüren Gesichts- und Zahnschmerzen sowie einen erhöhten Druck im Kopf. Oft verschlechtert noch Fieber das Krankheitsgefühl. Viele akute Nebenhöhlenentzündungen klingen auch ohne Behandlung wieder ab. Leider werden sie besonders leicht chronisch. In vielen Fällen erfolgen dann operative Eingriffe, um den Schleim zu entfernen oder die geschwollenen Schleimhäute aus den Nebenhöhlen zu räumen. Dadurch wird zwar die Belüftung der Nebenhöhlen verbessert, aber nicht die Ursache beseitigt. Darum ist es wichtig, daß eine akute Sinusitis richtig ausheilt.
Bei anhaltenden Beschwerden werden meistens abschwellende, schleimlösende und entzündungshemmende Medikamente eingesetzt. Handelt es sich um eine bakterielle Infektion der Nebenhöhlen, sind Antibiotika notwendig. Alle diese wirksamen Arzneimittel unterbrechen aber den biologischen Prozeß einer Entzündung.
Eine Enzymtherapie hingegen unterstützt die natürlichen Reparatur- und Heilungsvorgänge und stimuliert unsere Abwehrkräfte. Zahlreiche Untersuchungen bestätigen

die Wirkung von Enzymen bei einer Sinusitis. Die Schleimhäute schwellen rasch ab, Schleim- und Eiterbildung lassen nach, Gesichts-, Zahnschmerzen, Fieber und Kopfdruck klingen ab. Werden Enzyme zusammen mit Antibiotika eingenommen, dann erhöhen sie zudem die Konzentration der Wirkstoffe am Krankheitsort. Da Enzyme die natürlichen Entzündungsprozesse unterstützen, kommt es logischerweise kurzfristig zu einer verstärkten Schleimbildung, die eine normale Abwehrmaßnahme des Körpers gegen Eindringlinge in Atemwegen ist. Es wurde auch festgestellt, daß eine erneute Infektion nach einer Enzymtherapie weniger häufig auftritt. Bei der Behandlung einer Sinusitis haben sich die Enzyme *Bromelain* und *Trypsin* besonders gut bewährt. Empfehlenswert ist eine zusätzliche Einnahme der Vitamine A, C, E und Mineralstoffe (Heilmittel, s. Seite 110).

Akute und chronische Bronchitis: wenn Schleimmassen die Bronchien dicht machen

Die akute Bronchitis ist eine sehr häufige Schleimhautentzündung der Luftröhre und Bronchienverzweigungen. Sie tritt oft nach banalen Erkältungskrankheiten auf, wird aber auch durch Rauchen und Umweltgifte ausgelöst, die die Schleimhaut reizen, die Flimmerhärchen und damit den Abtransport des Schleimes lähmen und so Infektionen und chronische Entzündungen begünstigen.

Die Verursacher sind hauptsächlich Viren, gegen die Antibiotika machtlos sind. Wenn aber bereits Viren die Schleimhäute besiedelt haben, dann kommt es oft zu einer weiteren, aufgepfropften Infektion durch Bakterien, einer sogenannten Superinfektion. Diese spricht dann gut auf Antibiotika an.

Bei einer *akuten* Bronchitis reagieren wir mit Husten, Schmerzen in der Brust und beim Atmen, Kopfschmerzen, Fieber und zudem mit einem Auswurf von zähflüssigem Schleim. Denn die Schleimdrüsen produzieren völlig verzweifelt regelrechte Schleimmassen, um die Erreger loszuwerden. Da aber die Schleimhäute stark geschwollen und zudem schlecht durchblutet und die Flimmerhärchen lahmgelegt sind, kann der Schleim nicht ordnungsgemäß abfließen und bleibt in den Bronchien hängen. Dies kann zur Atemnot führen.

An einer *chronischen* Bronchitis leidet fast jeder 6. Erwachsene in den Industrieländern. Sie liegt dann vor, wenn der Husten und Schleimauswurf länger als 3 Monate andauert und innerhalb eines Jahres erneut auftritt. Eine unbehandelte chronische Bronchitis kann gefährlich werden, da auf Dauer das Lungengewebe angriffen und krankhaft verändert wird. Wenn dadurch Lungenbläschen völlig zerstört sind, weitet sich die Lunge aus, und es entsteht ein sogenanntes Lungenemphysem, das lebensfährlich werden kann.

Eine Enzymbehandlung kann auf verschiedenen Ebenen hilfreich in das Entzündungsgeschehen einschreiten und die Bronchien vom Schleim befreien.

Eiweißspaltende Enzyme helfen bei akuter und chronischer Bronchitis, indem sie:

- zur Abschwellung der Schleimhaut führen,
- Blutklebstoffablagerungen und Mikro-Blutgerinnsel auflösen,
- selbst hartnäckigen eitrigen Schleim verflüssigen, so daß er abgehustet werden kann,
- die Durchblutung des Gewebes verbessern,
- den Lymphabfluß und damit den Abtransport von Schlackstoffen fördern,
- die Gewebegängigkeit von Antibiotika und damit die Wirkung erhöhen.

Husten, Schmerzen und Fieber klingen daraufhin ab.

Besonders wirksam sind auch hier die Enzyme *Bromelain* und *Trypsin*.
Menschen, die öfter an einer schweren Bronchitis leiden, sollten natürlich nicht rauchen und ihr Immunsystem stärken.
Wenn eine Neigung zu einer *asthmatischen* Bronchitis vorliegt, dürfen Enzyme nur nach Zustimmung des Arztes eingenommen werden (Heilmittel, s. Seite 110).

Entzündung des Eileiters und der Eierstöcke: Adnexitis

Überwiegend Frauen in der Geschlechtsreife leiden unter einer Entzündung der weiblichen Geschlechtsorgane, der sogenannten Adnexitis. Eine akute Adnexitis wird meistens durch bakterielle Keime verursacht, die z.B. beim Geschlechtsverkehr eindringen. Diese wandern über Scheide und Gebärmutter zum Eileiter und bis hinauf zu den Eierstöcken. Aber auch eine »Spirale« oder operative Eingriffe können eine Entzündung begünstigen. Als Folge treten starke Druckschmerzen, Rückenschmerzen, häufig unregelmäßige Monatsblutungen, Fieber und Übelkeit auf. Die betroffenen Frauen müssen unbedingt das Bett hüten und erhalten Antibiotika sowie schmerzstillende und krampflösende Arzneimittel.
Wird eine *akute* Adnexitis nicht richtig ausgeheilt, dann kann eine folgenreiche chronische Entzündung entstehen, die immer wieder aufflackert. Die gefürchteten Folgen sind Verklebungen der Eileiter mit Vernarbungen in den Fortpflanzungsorganen und starke Schmerzen. Jedesmal wenn die Entzündung wieder aufflammt, kommt es zu weiteren Schwellungen und Verwachsungen, die häufig der Grund für eine Unfruchtbarkeit (Sterilität) sind. Auch das Risiko für eine Bauchhöhlenschwangerschaft kann dadurch ansteigen.
Bei einer *chronischen* Adnexitis gilt es, zusätzlich die körpereigene Abwehr zu steigern.
Seit langem ist bekannt, daß eine Behandlung mit Enyzmen die Abwehrkraft gegen Infektionserreger steigert. Da sie das Immunsystem tatkräftig unterstützen, eignen sie sich für alle Stadien dieser Erkrankung. Eine Kombination mit einem Antibiotikum verstärkt die Wirkung. In klinischen Studien hat sich gezeigt, daß Enzyme eine gute Alternative zu Schmerzmitteln und Entzündungshemmern sind, da sie nicht nur nebenwirkungsarm, sondern auch gut wirksam sind. Untersuchungen in Frauenkliniken belegen, daß Patientinnen meist nach einigen Tagen nachhaltig beschwerdefrei waren und erneute Entzündungen wesentlich seltener auftraten. Durch die Enyzmbehandlung konnte die durchschnittliche Behandlungsdauer deutlich verkürzt werden.
Als besonders wirksamsam gelten die Enzyme *Bromelain* und *Trypsin* (Heilmittel, s. Seite 110).

Entzündung der Prostata: Prostatitis

Die Entzündung der Prostata (Vorsteherdrüse), die Prostatitis, ist eine häufige Erkrankung bei Männern zwischen 25 und 40 Jahren.
Eine *akute* Prostatitis wird durch eine bakterielle Infektion ausgelöst und geht typischerweise mit Schmerzen, Schüttelfrost und Fieber einher. Behandelt wird dementsprechend mit hochdosierten Antibiotika, entkrampfenden und schmerzlösenden Arzneimitteln.
Trotz einer Antibiotikatherapie kann die akute Entzündung in eine *chronische* Prostatitis übergehen. Sie verläuft fast immer ohne Symptome und fieberfrei, wobei oft auch keine Bakterien mehr nachweisbar sind. Wenn keine Erreger vorhanden sind, ist eine Antibiotikatherapie sinnlos. Die Behandlung ist meist langwierig und auch schwierig, da sie sich auf beruhigende und durchblutungsfördernde Mittel sowie Schmerztabletten und Sitzbäder beschränkt.
Wie klinische Ergebnisse bei Patienten mit akuter Prostatitis zeigen, kann eine Enzym-

behandlung – in Kombination mit Antibiotika – eine frühe und nachhaltige Besserung der Beschwerden erzielen. Die Resultate bei einer chronischen Prostatitis, bei der selten Spontanheilungen beobachtet werden, sind erstaunlich gut. Nach einer Enzymtherapie konnte fast jede zweite chronische Prostatitis komplett ausheilen. Besonders bewährt haben sich auch hier die Enzyme *Bromelain* und *Trypsin* (Heilmittel, s. Seite 110).

Entzündungen der Harnwege: Harnwegsinfekte

Harnwegsinfekte haben sowohl im Sommer als auch in der naßkalten Zeit Hochsaison. Jeder 10. Deutsche leidet immer wieder mal an entzündlichen Infekten der Harnwege, wobei Frauen häufiger betroffen sind als Männer. In den allermeisten Fällen handelt es sich um Blasenentzündungen, die durch eine bakterielle Infektion der Blasenschleimhaut hervorgerufen werden. Bei Frauen entsteht eine Blasenentzündung oft durch Keime, die durch die kurze Harnröhre schnell ins Innere eindringen können. Da alle Harnwege ineinander übergehen, können Erreger von der Blase aus sogar bis zur Niere aufsteigen und hier eine Entzündung (Nephritis) auslösen. Aber sie wandern auch häufig aus der Niere hinab und verursachen Harnwegsinfekte.

Eine Harnwegsinfektion wird z.B. durch Kälte, Nässe, Fremdkörper oder eine Harnabflußstörung begünstigt. Sie ist auch nicht gerade selten die Ursache für Entzündungen der Fortpflanzungsorgane.

Die typischen Anzeichen einer Harnwegsinfektion sind: häufiger Harndrang, Schmerzen und Brennen beim Wasserlassen, auch Ausfluß und Fieber.

Bei einer akuten Blasen- und/oder Nierenbeckenentzündung helfen eine gezielte Antibiotikatherapie, Schmerzmittel, Bettruhe und eine reichliche Menge an Flüssigkeit – pro Tag 2 Liter –, um die Keime auszuschwemmen.
Die Enzymtherapie ist ein idealer Kombinationspartner zur Antibiotikabehandlung, da sie die Wirkung erhöht und damit den Antibiotikaverbrauch verringert. Enzyme lindern die Schmerzen, fördern die Durchblutung, verhindern eine Ausweitung und ein erneutes Auftreten der Entzündung und tragen so zu einer schnelleren Ausheilung der Harnwegsinfekte bei. Auch hier eignen sich die Enzyme *Bromelain* und *Trypsin* besonders gut. Eine zusätzliche Gabe von Vitamin A, E und C wird empfohlen, auch Fußbäder nach *Sebastian Kneipp* haben eine unterstützende Wirkung (Heilmittel, s. Seite 110).

Enzyme und Virusinfektionen

Es liegt keinesfalls daran, daß Wissenschaftler und Forscher untätig oder erfolglos sind, wenn wir noch nicht über ausreichende Impfstoffe oder Arzneimittel gegen Virusinfektionen verfügen, sondern vielmehr am heimtückischen Wesen der Viren. Sie sind nämlich extrem anpassungsfähig und äußerst unberechenbar. Das »Gemeinste« ist, daß sie sich permanent verändern, »verkleiden« und regelrecht »maskieren«. Die sogenannten Rhinoviren, die vor allem bei Erkältungen die oberen Luftwege befallen, haben sich bereits so vielfältig verändert, daß mittlerweile schon rund 200 verschiedene Arten bekannt sind.
Einen lebenslangen Schutz durch Impfungen erreichen wir nur gegen Pocken und Kinderlähmung. Andere Impfstoffe, wie z.B. gegen Grippe (Influenza-Virus), können uns nur für eine begrenzte Zeit schützen und müssen dann erneuert werden; aber sie sind ein Beweis dafür, daß ein Virus bekämpft werden kann.

Viren – die heimtückischen Parasiten

Alle Viren sind unglaublich winzige Gebilde. Eine Anhäufung von rund 1000 Milliarden Viren ist ungefähr so groß wie ein Stecknadelkopf. Jedes Virus ist von sich aus nicht lebensfähig: es verfügt über keinen Stoffwechsel, kann sich daher auch nicht allein ernähren und ist auch nicht in der Lage, sich selbst zu vermehren. Viren sind deshalb absolut abhängig von lebenden Zellen, sogenannten Wirtszellen, die ihnen alles bieten, was sie zum Leben brauchen. Sie sind somit die reinsten Parasiten und Schmarotzer.
Ihr Aufbau ist deshalb sehr simpel. Viren bestehen hauptsächlich aus Kernsäuren (Nukleinsäuren) und Eiweißmolekülen, d.h. aus einem Stück Erbsubstanz – entweder aus DNS (**D**esoxyribo**n**uklein**s**äure) oder aus RNS (**R**ibo**n**uklein**s**äure) – und einer Eiweißhülle. Sie werden meist in Wassertröpfchen in unseren Körper »hineingetragen«, weshalb man bei Viruserkrankungen auch von Tröpfcheninfektionen spricht. Bei der nächstbesten Gelegenheit »krallen« sie sich an einer Körperzelle fest, durchdringen die Zellwand und geben ihr Erbmaterial ins Zellinnere ab. Umgehend übernehmen sie das Kommando und zwingen die befallene Zelle, nach ihrem genetischen Bauplan eine Vielzahl von Virusnachkommen herzustellen. Die infizierte Körperzelle produziert dann ungewollt so viele Viren, bis sie so ruiniert ist, daß sie förmlich aus den Nähten platzt. So kommen die neuen Viren frei und befallen weitere Zellen. Auf diese Weise wird der Körper mit ganzen Heerscharen von Viren überschwemmt.
Aber die Viren können sich auch noch auf eine andere Art in unserem Organismus vermehren, indem sie einfach ihr Erbmaterial in die Erbsubstanz unserer Körperzellen einbauen. Auf diese Weise getarnt, werden die Viren bei jeder normalen Zellteilung weitervererbt und können oft erst nach Generationen als Krankheitsauslöser in Erscheinung treten.

Gefährliche Virusstrategie: Tarnung durch Genaustausch

Mit List und Tücke formieren sich Viren als ständig anders »maskierte« Truppen zu immer neuen Kampfeinheiten gegen den Menschen. Ihre Strategie zielt darauf ab, eigene Erbanlagen immer wieder untereinander auszutauschen. Durch diesen Genaustausch entstehen jeweils neue Virusarten, die dann das Abwehrsystem unseres Körpers unterlaufen können. Dabei ist ihnen jedes Mittel recht, so daß auch Gene der Viren, die im Normalfall nur Enten, Vögel oder Schweine befallen, auf das »Menschenvirus« übertragbar sind.

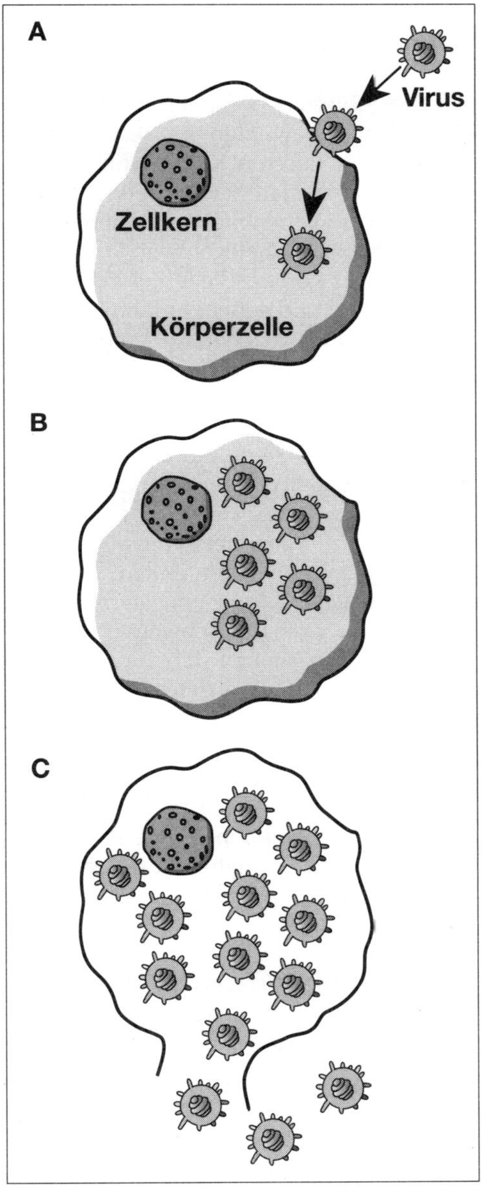

Beispiel einer Virusinfektion:
A: Ein Virus setzt sich an einer Körperzelle fest und dringt ins Zellinnere.
B: Die infizierte Zelle produziert wehrlos neue Virusnachkommen.
C: Bei einer übermäßigen Virusproduktion geht die Körperzelle zugrunde, die Viruspartikel werden frei und befallen neue, gesunde Zellen.

Welche Tricks sie dabei anwenden und wie gefährlich die Auswirkungen ihrer Maskierungskünste sein können, haben wir in diesem Jahrhundert schon dreimal erlebt, wobei Grippeviren die ganze Welt in Angst und Schrecken versetzt haben, zuletzt 1968 bei der Hongkong-Grippe. Dieses Grippe-Virus entstand aus dem Genaustausch zwischen 2 Virusarten. Dabei stammten 7 Gene von einem zuvor grassierenden Virus und 1 Gen von einem Entenvirus. Die Epidemie verbreitete sich deshalb wie ein Lauffeuer, weil das Gen aus dem Entenvirus den Bauplan für ein bestimmtes Eiweißmolekül der Virushülle enthielt, das diese Hülle für die Abwehrkräfte des menschlichen Immunsystems sozusagen »unsichtbar« machte. Somit konnten unsere Antikörper das feindliche Virus nicht erkennen und keine wirkungsvolle Infektionsabwehr aufbauen (vgl. Seite 28). Unser Körper kann zwar auch gegen völlig neue, ihm unbekannte Viren Antikörper entwickeln, doch bis sie fertiggestellt sind, haben die Viren einen mächtigen Zeitvorsprung, der genügt, eine Epidemie auszulösen.

Einen wahren Brutschrank bilden vor allem Schweine, da sie sowohl von Geflügel- als auch von Menschenviren befallen werden. Dadurch haben die Viren die Chance, ihre Gene in den Wirtszellen der Schweine hemmungslos auszutauschen. Besonders wenn Menschen und Tiere eng unter einem Dach wohnen, wie in Südostasien, können die Viren ungeniert von Tier zu Tier und vom Tier zum Menschen gelangen. Überall wo z.B. Schweine gehalten werden, fällt immer Futter für Vögel ab, die sich dann ebenfalls infizieren. Durch Seeschwalben oder Möwen gelangen so auch asiatische Viren zu uns. Die Vögel versprühen kleine Wassertröpfchen mit Viren in die Luft, die wir dann einatmen und aufnehmen.

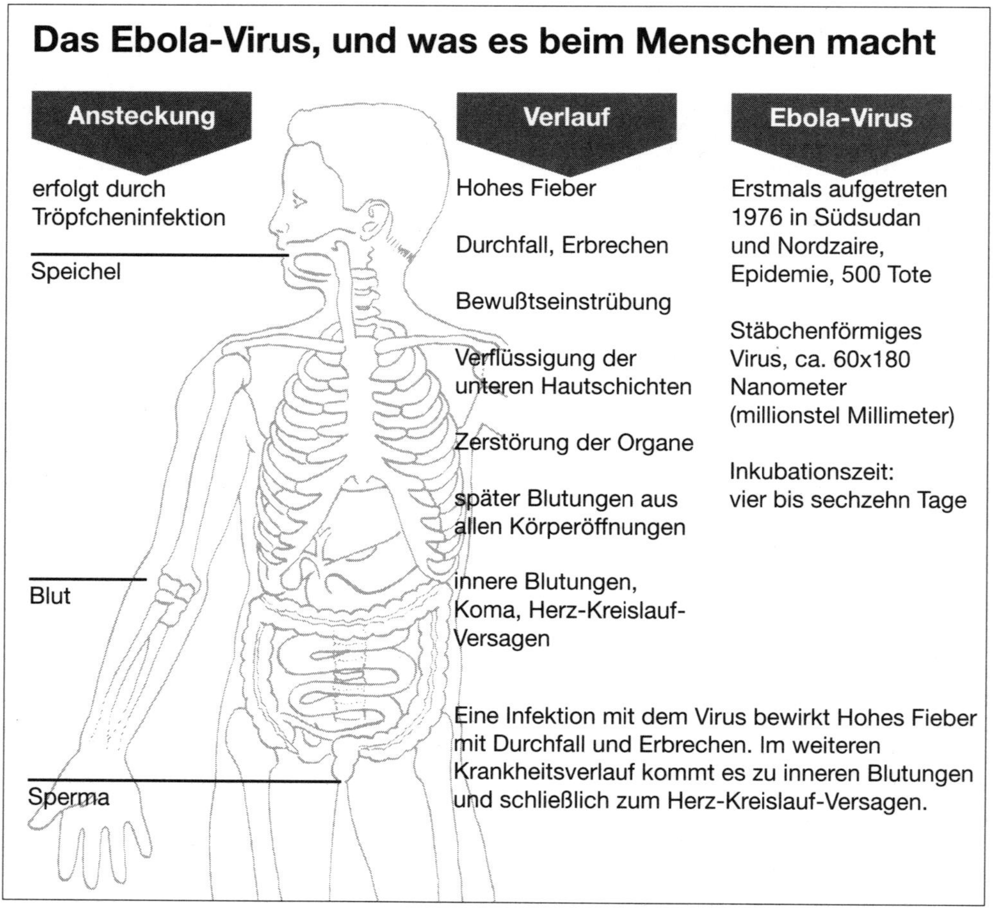

Lebensbedrohlich: das Ebola-Virus aus dem Urwald

Daß auch schlechte Hygieneverhältnisse in Krankenhäusern als Seuchenherd zu einer Virus-Epidemie beitragen können, zeigt uns die jüngste Masseninfektion mit dem Ebola-Virus in Zentralafrika. Durch z.B. unsaubere, unsterile Nadeln und Spritzen, die mehrfach benutzt werden, kann ein Virus rasend schnell über Blut- oder Schmierkontakte übertragen werden. Das noch grassierende Ebola-Virus – nach einem Grenzfluß in Nord-Zaire benannt – ist wohl der aggressivste bekannte Erreger, denn er tötet neun von zehn infizierten Menschen.

Die Form und Größe dieses Virus ist uns zwar bekannt – seine Herkunft und Übertragungsweise bleiben aber nach wie vor unklar. Verdächtigt werden Affen oder Nagetiere als Zwischenwirte.
Gegen diese schwere Viruserkrankung, die bis jetzt nur in Afrika aufgetreten ist, gibt es noch kein spezifisch wirksames Arzneimittel. Die obenstehende Abbildung (Quelle: Ärzte-Zeitung) gibt zusammenfassend Aufschluß über das Ebola-Virus, die Ansteckungsweisen und Folgeerscheinungen bei einer Infektion.

Die beste Waffe gegen Viren: unsere Immunabwehr und Enzyme

Allein unser Immunsystem kann mit Viren fertig werden, denn es verfügt über die Möglichkeiten, Viren zu erkennen und zu vernichten, noch bevor sie unsere Zellen infizieren können (vgl. Seite 28 ff.). Hierzu gehören vor allem die großen Freßzellen, die Makrophagen, die völlig selbständig Viren und auch virusinfizierte Zellen angreifen und vernichten. Dann besitzen wir das Alarmsystem der Botenstoffe, die von virusinfizierten Zellen ausgesandt werden und gesunde Nachbarzellen warnen, die sogenannten *Zytokine*. Desweiteren haben wir die Antikörper, die für jede Virusart spezifisch auf Maß angefertigt werden, Viren in Immunkomplexen abfangen und unschädlich machen. Zudem unterstützen uns noch etliche Helfer wie die natürlichen Killerzellen oder Helfermoleküle, die bereits in Zellen eingedrungene Stoffe einsammeln und an die Zelloberfläche befördern. Auf diese Art werden Fremdstoffe sichtbar und »offen zur Schau gestellt« (Antigen-Präsentation), damit sie von Abwehrkräften erkannt und beseitigt werden können.

Auch unsere Enzyme sind eine wichtige Waffe zur Virusbekämpfung. Ihre Stärke liegt darin, daß sie noch »ungefährliche, schutzlose« Viren vernichten, bevor sie in Körperzellen eindringen und ihr Unwesen treiben können. Da die Viren eine Eiweißhülle besitzen, glauben unsere Enzyme, daß es sich hierbei um »totes Eiweiß« handelt, was schnellstmöglich aufgelöst und beseitigt werden muß, denn »gesunde, eiweißhaltige Zellen« greifen sie nicht an. Auch wenn sich bereits Viren an Zellwände geheftet haben, können Enzyme noch hilfreich einschreiten. Heftet sich nämlich ein Virus an eine Zelle, dann umhüllt unser Körper – vor lauter Angst vor einer weiteren Verletzung der Zelle – den Feind mit einem Netz aus dem Blutklebstoff Fibrin. Daraufhin werden aber die Viren für unsere Abwehrkräfte unsichtbar. Doch unsere Enzyme bauen das Fibrinnetz wieder ab und »enttarnen« damit die Viren, so daß sie von der Abwehr wieder erkannt werden können. Ist es ihnen allerdings gelungen, ins Zellinnere einzudringen, dann ist vorerst auch unser Immunsystem machtlos.

In der Regel braucht unser Körper acht Tage, bis er einer derartigen Virusinvasion Herr werden kann. Ist ihm die Virusart bereits vertraut, dann erinnern sich die Gedächtniszellen unseres Immunsystems und können schneller abwehrende Antikörper produzieren. Auch gegen neue Virusarten werden Antikörper gebildet, die diese in Immunkomplexen festhalten und unschädlich machen. Wenn aber ganze Virenschwärme unseren Körper befallen und infizieren, dann sind unsere Abwehrtruppen zuerst einmal zahlenmäßig unterlegen. So gelingt es den Viren immer wieder, uns zu infizieren.

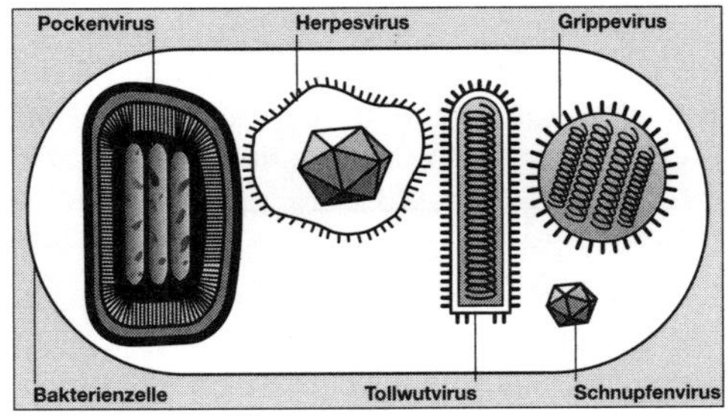

Größenvergleich von verschiedenen Viren im Verhältnis zu einer Bakterienzelle

Wenn sich Viren lebenslang im Körper verstecken

Obwohl das Immunsystem bei vielen Menschen gut intakt ist, schaffen es einige besonders trickreiche Viren, in Körperzellen einzudringen und dort lebenslang zu verharren. Denn solange unser Abwehrsystem noch fit genug ist, können Viren nur dann überleben, wenn sie sich in den Schlupfwinkeln einer Zelle regelrecht verstecken und sich »mucksmäuschenstill« verhalten. Nur so entziehen sie sich unserem Erkennungsdienst und Vernichtungskommando.

Mit dieser hinterhältigen List erwecken sie den Anschein zu schlafen. Aber dies ist nur die Ruhe vor dem Sturm. Denn die versteckten Viren sind wie ein Wolf im Schafspelz, der ständig auf der Lauer liegt und auf einen günstigen Augenblick wartet, um uns anzugreifen. Eine gute Chance für einen Angriff bietet sich, wenn das Immunsystem anfängt zu »schwächeln«, denn dann gelingt es ihnen, die Abwehr zu unterlaufen. Fatalerweise können sie dieses Spiel – Verstecken und Angreifen – immer wieder aufs neue betreiben. Zu den Viren, die diese Inszenierung hervorragend beherrschen und uns oft ein Leben lang peinigen, gehören auch die Herpes-Viren.

Herpes-simplex-Viren – wenn die Bläschen immer wiederkommen

In Amerika und Europa sind etwa 90 % der Bevölkerung mit einem der sechs Grundformen der Herpes-Viren infiziert; das bedeutet, sie müssen wohl oder übel ihr ganzes Leben damit verbringen. Die bekannteste Form ist der sogenannte *Herpes simplex labialis*, der an Mund, Lippen und Nase zu winzigen, geröteten, juckenden Hautbläschen führt. Diese verwandeln sich in kleine »Minigeschwüre«, verkrusten und heilen auch ohne Behandlung innerhalb von 7 bis 21 Tagen ab. Die erste Infektion mit diesem Virus wird von 90 % der Betroffenen kaum bemerkt. Wenn danach nicht alle Viren vernichtet werden, dann dringen einige der Herpes-Viren in Nervenstrukturen ein und verstecken sich dort in den Zellen von kleinen Nervenknoten (Ganglien). Durch ganz bestimmte Reize wird dann der »schlafende Wolf« geweckt.

Diejenigen, die schon seit etlicher Zeit mit »ihrem Herpes« leben, wissen ganz genau, daß die Bläschen immer dann wieder erscheinen, wenn der Streß überhand nimmt, beruflicher Ärger vorliegt oder Probleme mit dem Partner auftreten. Viele Frauen berichten auch von brennenden Lippenschmerzen zu Beginn der Monatsblutung, da zu der Zeit das Immunsystem ebenfalls geschwächt ist.

Folgende Faktoren können vorhandene Herpes-Viren reaktivieren:

Sonneneinwirkung, UV-Strahlen, Regelblutung, Infektionen, Schwangerschaft, Verletzungen, Operationen, Defekte oder Schwäche des Immunsystems, Streß, Trauer, seelische Belastung.

Die zweite Herpesart nennt sich *Herpes simplex genitalis*; es ist ein besonders hartnäckiges Virus, das vorweigend beim Geschlechtsverkehr übertragen wird und zu langwierigen Entzündungen der Geschlechtsorgane führt. Außerdem wird vermutet, daß dieses Herpes-Virus die Entstehung von Gebärmutterhalskrebs begünstigt. Die Infektionen mit diesem Virustyp kommen so häufig vor, daß man bereits von einer seuchenartigen Geschlechtskrankheit spricht. Diese Infektionen rufen ebenfalls Juckreiz, Spannungsgefühl und Bläschenbildung hervor.

Die Behandlung von Herpes simplex mit Enzymen

Gegen Herpes wird meist ein Virostatikum mit dem Wirkstoff Aciclovir eingesetzt. In klinischen Untersuchungen konnte festgestellt werden, daß Enzyme eine sinnvolle Alternative zu diesem Wirkstoff bieten, denn sie helfen, den wieder aktiv gewordenen Erreger zu enttarnen, so daß unsere Abwehrkräfte ihn schneller erkennen und vernichten können. Der Juckreiz verschwindet, die Bläschen verkrusten schneller und heilen rasch ab. In vielen Fällen kann ein erneutes Aufflammem der Infektion verhindert werden. Zumindest wird aber erreicht, daß die Abstände zwischen dem erneuten Auftreten der Bläschen immer größer werden. Am besten ist es, mit der Enzymtherapie zu beginnen, sobald das erste Brennen oder Spannen zu spüren ist und noch keine Bläschen entstanden sind. Sind sie allerdings schon aufgetaucht, sollte neben der Einnahme von Enzymen zusätzlich eine Enzymsalbe auf die entsprechenden Hautpartien dünn aufgetragen werden. Besonders bewährt haben sich hier die Enzyme *Papain, Trypsin* und *Chymotrypsin*, die auch in Salbenform erhältlich sind (Heilmittel, s. Seite 113).

Gürtelrose – wenn Windpocken-Viren wieder aufwachen

Folgende Faktoren können eine Gürtelrose zum Ausbruch bringen:

- Nervenverletzungen
- Röntgenstrahlen
- UV-Licht
- seelische Belastungen wie Trauer, Streß, Depressionen
- Diabetes
- abwehrunterdrückende Medikamente (Immunsuppressiva)
- schwere Krankheiten wie Krebs, Leukämie und Aids.

Eine Sonderstellung nimmt ein Virus der Herpes-Gruppe ein, das die Gürtelrose verursacht und *Varicella-Zoster-Virus* heißt. Wie schwer sich diese Erkrankung ausprägt, hängt von der aktuellen Immunlage des Betroffenen ab. Wenn uns ein Virus zum ersten Mal »befällt«, dann hat der Körper dagegen noch keine spezifischen Antikörper parat. Somit löst eine erste Begegnung mit einem Varicella-Zoster-Virus eine Infektion aus, nach der sich Windpocken (Varicellen) bilden. In der Mehrzahl erkranken Kinder daran. Die Windpocken verlaufen meist gutartig und heilen narbenlos ab. Nach dem Abklingen der Erkrankung verbleiben etliche Zoster-Viren im Körper und verstecken sich mit Vorliebe in den Zellen von Nervenwurzeln, in denen sie lebenslang »schlafend« verweilen. Sobald das Immunsystem Schwächen aufweist, kann dieses Virus wieder »aufwachen« und virulent werden, wodurch eine Gürtelrose als sogenannte Zweiterkrankung entsteht.

Wenn die Viruserkrankung wieder aufflackert, dann vermehren sich die Zoster-Viren lawinenartig und breiten sich entlang der Nerven bis hin zu den Hautzellen aus. So entstehen dann die ersten Anzeichen von Juckreiz, Rötung und Schmerz. Gegen diese Virusinvasion wehrt sich der Körper und bildet massenhaft spezifische Antikörper, die mit den Zoster-Viren Immunkomplexe bilden, um sie unschädlich zu machen. Diese heften sich dann mit Vorliebe an Ausstülpungen (Rezeptoren) von Nervenzellen, die durch den Virusbefall bereits Veränderungen erlitten haben. Von hier aus alarmieren die Immunkomplexe das »Killerkommando«, das Komplementsystem, zur Vernichtung des Feindes (vgl. Seite 30). Da aber die Immunkomplexe mit den »gefangenen« Viren an Nervenzellen haften, werden bei dem Vernichtungsversuch auch Nervenzellen geschädigt, wodurch Entzündungsprozesse und Schmerzen hervorgerufen werden. Somit gehört die Gürtelrose eigentlich zu den sogenannten *Immunkomplexerkrankungen.*

Die ersten Kennzeichen sind brennende, juckende oder kribbelnde Hautausschläge und starke Schmerzen, vorwiegend in Körperregionen wie der Brust, der »Gürtelzone«, Augen- und Gesichtsnerven (Trigeminus). Sodann bilden sich gruppenförmig angeordnete Flecken, die sich rasch mit gelber Flüssigkeit anfüllen und zu Bläschen anwachsen. Diese Bläschen trocknen entweder ein oder brechen eitrig, blutig auf. Schließlich kommt es zur Krustenbildung und Schuppung, sobald der Heilungsprozeß einsetzt. Das ganze Krankheitsbild klingt meist nach 3 Wochen ab. Vereiterte oder blutige Bläschen hinterlassen oft häßliche Narben.

Nach Abheilung der Hauterscheinungen können sehr starke Nervenschmerzen weiter anhalten, die medizinisch kaum zu beeinflussen sind. Diese zurecht gefürchtete Komplikation, die übrigens bei 10 bis 50 % der Betroffenen auftritt, nennt man *Postzosterneuralgie.* Besonders ältere Menschen leiden an dieser Folge einer Gürtelrose, die sich in quälenden Nervenschmerzen äußert, die oft noch Jahre andauern können.

Enzymtherapie bei Gürtelrose

Die ersten Erfahrungen mit Enzympräparaten bei der Gürtelrose wurden 1964 in einer Klinik am Chiemsee gemacht. Das Ergebnis war erstaunlich. Die Enzymtherapie wurde sofort nach Auftreten der ersten Bläschen gestartet. Die Schmerzen nahmen innerhalb von 3 Tagen ab, und die Bläschen verkrusteten schneller als normal. Bei keinem der Patienten entwickelte sich die gefürchtete Postzosterneuralgie. Weitere Vergleichsstudien mit dem Virostatikum Aciclovir zeigten, daß Enzyme eine wirksame Alternative bieten. Enzyme sind in der Lage, Viren zu »enttarnen«, Immunkomplexe zu spalten und abzubauen; sie verhindern die Aktivierung des »Killerkommandos«, mobilisieren Abwehrkräfte wie Makrophagen, lindern Entzündungen und Schmerz. Als besonders wirksam haben sich die Enzyme *Papain, Trypsin* und *Chymotrypsin* erwiesen. Eine zusätzliche Gabe von hochdosierten Vitaminen A, E, C und Mineralien wird empfohlen.

Chronisches Müdigkeitssyndrom – die Krankheit der Yuppies?

Seit 1986 gibt es Hinweise, daß zwischen Herpes-Viren-Infektionen und dem seit längerer Zeit bekannten Chronischen Müdigkeitssyndrom (CFS = Chronic Fatigue Syndrome) gewisse Zusammenhänge bestehen. Als im gleichen Jahr eine mysteriöse chronische Erkrankung in einem Ferienparadies um den amerikanischen Lake Tahoe ausbrach, vermutete man ein neues Herpes-Virus als Verursacher und gab ihm den Namen *Lake-Tahoe-Virus.*

Bei dieser Erkrankungsform handelt es sich nicht um das normale Gefühl von Müdigkeit oder Erschöpfung, bei dem man sich nach getaner Arbeit zu nichts mehr aufraffen kann. Von einem Chronischen Müdigkeitssyndrom spricht man, wenn eine hochgradige Müdigkeit und Abgeschlagenheit zu einem Dauerzustand wird, über mindestens 6 Monate anhält und die normale Leistungsfähigkeit so eingeschränkt ist, daß sie auf die Hälfte absinkt – was zur völligen Teilnahmslosigkeit führen kann. Häufig treten zudem Konzentrationsstörungen auf, Kopfschmerzen, Muskelschwäche, geringgradiges Fieber, Angstgefühle und Depressionen. Das Vertrakte daran ist, daß diese Patienten neben der extremen Müdigkeit zudem von Schlafstörungen geplagt werden.

Zu einer regelrechten Massenhysterie kam es dann einige Jahre später, als bekannt wurde, daß bereits tausende von Amerikanern von diesem Leiden befallen waren und sich diese Krankheit auch rasch in Europa verbreitete. Man nimmt an, daß heute mindestens 1,5 Millionen Deutsche davon betroffen sind.

Experten gehen davon aus, daß mehrere Faktoren zugleich an der Entstehung des CFS beteiligt sind. Die genauen Ursachen sind jedoch noch nicht bekannt. Naheliegend scheinen Infektionen mit Viren zu sein, die das Immunsystem schädigen und sich teilweise jahrelang in Körperzellen verstecken können. Hierzu gehören der Erreger des sogenannten Pfeiffer-Drüsenfiebers, das Epstein-Barr-Virus sowie bestimmte Familienmitglieder der Herpes-Viren. Es wird auch vermutet, daß durch unkontrollierten Medikamentengebrauch oder Umweltgifte wie Holzschutzmittel oder Insektizide das Immunsystem derart geschädigt wird, daß die »schlafenden Viren« aufgeweckt werden. Die Annahme einer Infektion durch Herpes-Viren scheint nicht abwegig zu sein, da sie sich mit Vorliebe in Nervenzellen einnisten, dort zunächst inaktiv bleiben und nach Aktivierung direkt ins zentrale Nervensystem wandern, wodurch die extreme Müdigkeit ausgelöst werden könnte. Da diese Krankheit gerade jüngere Menschen »befällt«, wird sie auch »Yuppie-Influenza« genannt.

Die Symptome verleiten dazu, daß Ärzte psychische Störungen diagnostizieren, was oft zur Verordnung von Psychopharmaka führt. Diese schwächen, abgesehen von der hiergegen fehlenden Wirkung, das Immunsystem weiter oder können Persönlichkeitsveränderungen zur Folge haben. Über eine gezielte Therapie ist derzeit noch nichts bekannt. Inwieweit Virostatika den Krankheitsverlauf beeinflussen können, hängt davon ab, ob überhaupt eine eindeutige Virusinfektion vorliegt.

Da nachgewiesen werden konnte, daß das Immunsystem geschwächt wird und sich jeweils große Mengen an Immunkomplexen im Blut der Patienten befinden, könnte eine Enyzmtherapie hilfreich sein. Denn Enzyme aktivieren das Immunsystem und vermindern die Überproduktion von Immunkomplexen. Mittlerweile liegen positive Therapieerfahrungen mit den Enzymen *Papain, Trypsin, Chymotrypsin* beim Chronischen Müdigkeitssyndrom vor. Da die Viren über Schleimhäute in den Körper eindringen, kann eine zusätzliche Gabe von Vitamin A zur Verbesserung der Schleimhautfunktion beitragen (Heilmittel, s. Seite 110).

Rheuma – eine Krankheit mit vielen Gesichtern

Da in Deutschland rund 35 Millionen Menschen an rheumatischen Erkrankungen leiden, pro Jahr mindestens 800 000 Neuerkrankungen hinzukommen und ein Drittel der deutschen Bevölkerung im Laufe ihres Lebens von irgendeiner »Rheumaform« betroffen wird, spricht man zu Recht von der Volkskrankheit Rheuma.
Zu den Krankheiten des rheumatischen Formenkreises zählen:
Gliederreißen, Muskelschmerzen, Knorpelschäden, geschwollene, durch Entzündungen verdickte oder zerstörte Gelenke, diffuse, unklare Rückenschmerzen, eine versteifte Wirbelsäule und Gichtknoten. Auf diese Weise wird verständlich, daß es bereits über 300 verschiedene »Rheuma-Varianten« gibt und der Begriff Rheuma für ein Sammelsurium unterschiedlichster Krankheitsbilder benutzt wird.

Gemeinsame Symptome bei rheumatischen Erkrankungen

Obwohl Rheuma so viele verschiedenartige Gesichter haben kann, gibt es dennoch übergreifende Symptome. Allen gemeinsam ist der immer wiederkehrende Schmerz bedingt durch krankhafte Gewebeveränderungen, vor allem in den Gelenken und der Muskulatur. Im Mittelpunkt stehen Entzündungen der Gelenke und Organe. Rheuma führt zu Gewebs- und Muskelschwellungen, Gelenksverbiegungen und Verhärtungen.
Die Bewegungsfähigkeit wird durch den Schmerz so stark eingeschränkt, daß es bis zur Invalidität kommen kann. Die Schmerzen in Muskeln und Gelenken treten am stärksten nach Ruheperioden auf und bessern sich, wenn der Patient das betroffene Gelenk bewegt. Tut er das nicht, dann führt die Inaktivität zu einem Schwund der Muskulatur und die befallenen Gelenke werden »aufgerieben«.

Allgemeiner Krankheitsverlauf bei Rheuma

Die Erkrankung zeigt sich in Müdigkeit, Wetterfühligkeit, Nervosität und/oder Brennen in Händen und Füßen. Besonders am Morgen sind die Gelenke steif und schmerzhaft, später schwellen sie an und röten sich. Gewöhnlich sind die Gelenke symmetrisch befallen, und das Leiden wandert von den kleinen Gelenken, wie Fingergelenken, bis hin zu den großen Knie- und Hüftgelenken. Rheuma entsteht ganz langsam, verläuft schleichend und wird mit der Zeit chronisch. Schmerzen, Entzündungen und Versteifungen treten meist schubartig auf – auch an der Wirbelsäule – und führen zu einer immer stärker werdenden Verkrüppelung.
Die Krankheitsproblematik zeigt sich in dem zentralen Thema: Bewegung und Ruhe bzw. Beweglichkeit und Starre. Der fortschreitende Prozeß ist ein »fließender«, der langsam die Beweglichkeit einschränkt, zur Unbeweglichkeit und letztlich zur Bewegungsstarre führt. Darauf weist auch das Wort »Rheuma« hin, das sinngemäß bereits 430 vor Christus von dem Mediziner *Hippokrates* geprägt wurde und so viel bedeutet wie »das Fließen«. Er ahnte damals noch nicht, daß Rheuma ursächlich mit einer Erbanlage verbunden ist, aber er erkannte die fließenden Übergänge der Symptome Schmerz – Entzündung – Bewegungseinschränkung, mit deren Problemstellung wir auch heute noch konfrontiert sind.

Gibt es ein Patentrezept gegen Rheuma?

Immer dann, wenn es in Muskeln, Knochen und/oder Gelenken längerfristig weh tut, sollte der Arzt aufgesucht werden, denn es können erste Warnzeichen einer rheumatischen Erkrankung sein. Da es nicht leicht ist, eine der 300 Formen schon im Frühstadium zu erkennen, muß der Arzt u. a. langwierige Erhebungen und Laboruntersuchungen durchführen, und der Patient ist gefordert, Geduld zu üben. Aber die Chancen auf eine Besserung sind um so größer, je früher die Erkrankungsform erkannt und behandelt wird. Gegen Rheuma gibt es bis heute leider noch kein Arzneimittel, das eine vollständige Heilung bewirken kann.

Zur Verfügung stehen Schmerz- oder entzündungshemmende Mittel, sogenannte Analgetika und Antiphlogistika oder Antirheumatika, die kein Kortison enthalten, die nicht steroidalen Antirheumatika (NSAR), die Schmerz und Entzündung unterdrücken. Desweiteren gibt es sogenannte Basistherapeutika wie: Kortison, Goldsalze, Penicillamine, Antimalariamittel, abwehrunterdrückende Medikamente (Immunsuppressiva) und solche, die Zellteilungen verhindern (Zytostatika). Einen wichtigen Stellenwert hat auch die physikalische Therapie, wie z.B. Krankengymnastik, Kälte- bzw. Wärmeanwendung.

Der noch bestehende Nachteil der vielen Rheumamittel liegt in der beträchtlichen Anzahl an Nebenwirkungen, die nach längerem Gebrauch auftreten können.

Eine Alternative bietet die Enzymtherapie, die auch bei längerer Anwendung nebenwirkungsarm ist, Schmerzen, Schwellungen, Entzündungen lindern kann und die normalen biologischen Vorgänge nicht blockiert, sondern unterstützt. Aber auch Enzyme können Rheuma nicht heilen, da die meisten Ursachen erblich bedingt sind. Somit gibt es noch kein Patentrezept gegen Rheuma. Eine erfolgreiche Therapie kann jedoch das Fortschreiten der Erkrankung verlangsamen und hinauszögern, was ein großer Gewinn für Rheumakranke ist. Da die Krankheiten ganz langsam entstehen, können sie auch nur ganz langsam wieder aufgehalten werden. Der Patient braucht somit Geduld und Ausdauer, da er lernen muß, trotz der Schmerzen beweglich zu bleiben. Jede Form der Rheumabehandlung wird ganz individuell auf den jeweiligen Patienten zugeschnitten, da sich Rheuma immer unterschiedlich äußert. Oft ist es notwendig, mehrere Medikamente zu kombinieren. Eine erfolgreiche Therapie hängt aber nicht von dem »wieviel«, sondern von dem »was« und »in welchem Zeitraum« ab. Bei einer guten Zusammenarbeit zwischen Arzt und Patient können viele Rheumaleiden gelindert und gebessert werden.

Zuordnung der verschiedenen Rheumaleiden

Die verschiedenen Rheumaarten werden in drei große Gruppen eingeteilt. Die vierte wäre die Gicht, die hier nicht besprochen wird, da sie von dem normalen Rheumageschehen abweicht und durch eine Stoffwechselstörung entsteht.

Bei den typischen Rheumaleiden unterscheidet man:

1. **Entzündliche Gelenkerkrankungen:** reaktive Arthritis, chronische Polyarthritis, Morbus Bechterew.
2. **Degenerative Rheuma-Arten,** die dadurch entstehen, daß Gelenkknorpel verschlissen oder abgebaut werden: Arthrosen.
3. **Weichteilrheumatismus,** der die »weichen Teile« um das Gelenk herum betrifft: Bindegewebe, Schleimbeutel, Muskeln, Bänder, Sehnen.

Von den degenerativen Rheumaformen sind in Deutschland 31 Millionen Patienten betroffen, wobei mehr Frauen als Männer darunter leiden. Sie treten somit weitaus am häufigsten auf, gefolgt von den Krankheitsbildern des Weichteilrheumatismus, die bei 4,3 Millionen Menschen festgestellt wurden. Ungefähr 600 000 Deutsche sind an entzündlichen Rheuma-Arten erkrankt.

Arthrose – wenn die Gelenke verschlissen sind

Die Erkrankungsform der Arthrose oder das »degenerative Gelenkrheuma« entsteht durch Abnutzung der Gelenke an Hüfte, Knie und Fingern, bei der die schützende Knorpelschicht im Gelenk spröde und rissig wird. Die Arthrose entwickelt sich ganz langsam über viele Jahre hinweg. Zumindest im Anfangsstadium ist die Arthrose eine natürlichen Form unseres Alterungsprozesses. Denn bei jedem Menschen nutzen sich die Gelenke im Laufe der Zeit ab, vorausgesetzt, er wird alt genug.

Die ersten Anzeichen sind meist ein nächtlicher Gelenkschmerz und ein Spannungsgefühl sowie der Eindruck, daß die betroffenen Gelenke nach längerem Sitzen oder nach dem Aufstehen wie »eingerostet« sind. Bezeichnend sind der morgendliche Anlaufschmerz und der Belastungsschmerz zu Beginn einer Bewegung, der nachläßt, wenn die Bewegung fortgeführt wird. Nach längerer Betätigung kehrt der Schmerz allerdings wieder zurück. Schließlich zeigen die befallenen Gelenke die klassischen Entzündungszeichen, häufig mit Schwellung, Rötung und Funktionseinschränkung.

Wie entstehen Arthrosen?

Eine Arthrose entsteht als Folge von Überlastung, falscher Körperhaltung oder Fehlbelastung eines oder mehrerer Gelenke. Betroffen sind vor allem ältere Menschen oder Personen, die jahrelang schwere oder einseitige körperliche Arbeit geleistet haben, aber auch Sportler und übergewichtige Menschen. Bei diesen werden die Gelenke durch überflüssige Pfunde strapaziert. Ebenso kann die Fehlstellung eines Gelenks, z.B. bei X- oder 0-Beinen, zu vorzeitigen Abnutzungserscheinungen führen.

Die krankhaften Veränderungen beginnen zuerst am Gelenkknorpel, der normalerweise wie ein Stoßdämpfer wirkt und verhindert, daß die Knochen bei Gelenkbewegungen aufeinanderreiben. Bei übermäßiger Belastung wird der Knorpel jedoch rauh, spröde und bekommt Risse. Da die Bewegungen in diesem Stadium nicht mehr reibungslos ablaufen, wird der Knorpel regelrecht abgerieben. Wenn auf diese Weise die Knorpelsubstanz völlig zerstört ist, wird auch der darunterliegende Knochen in Mitleidenschaft gezogen. Es bilden sich zackenförmige Knochenauswüchse, die langfristig zu einem Umbau des ganzen Gelenks führen. Bei jeder Bewegung knackt und knirscht es im Gelenk, bis es irgendwann total versteift.

Neben diesen mechanischen Vorgängen können auch entzündliche Prozesse eine Rolle spielen, wenn abgebröckelte Knorpelstückchen zwischen den Gelenken liegen bleiben und die Gelenkinnenhaut reizen. Dadurch entzündet sich das Gelenk und schwillt an. In diesem Fall spricht man von einer *aktivierten* Arthrose. Diese entzündlichen Veränderungen der Gelenkinnenhaut führen dazu, daß der Knorpel nicht mehr richtig ernährt werden kann und der Krankheitsprozeß beschleunigt wird. Im fortgeschrittenen Stadium kommt es zu Dauerschmerzen und einer fast vollständigen Bewegungsunfähigkeit.

Enzymtherapie bei Arthrose

Da Enzyme keine knorpelschützende Wirkung haben wie die sogenannten Chondroprotektiva, empfiehlt sich die Einnahme ausschließlich bei der aktivierten Arthrose. Hierbei beschleunigen sie den Ablauf der Entzündung im Gelenk und vermindern die Schwellung, so daß eine bessere Abheilung stattfinden kann. Enzyme verhindern gleichzeitig auch die Ausweitung der Entzündung und setzen das Risiko für eine chronische Erkrankung herab. Die Wirkung der Enzyme setzt mit Verzögerung ein und wird meist nach dem 3. bis 7. Tag der Einnahme spürbar. Wie klinische Untersuchungen zeigen, bessern sich die Beschwerden nach einiger Zeit, und zwar in vergleichbarem Maße wie bei den nicht steroidalen Antirheumatika: hartnäckige

Schmerzen wie Nacht- und Anlaufschmerz sowie Ruhe- und Belastungsschmerz werden vermindert und die Beugungs- und Streckfähigkeit der befallenen Gelenke verbessert. Der Vorteil einer Enzymtherapie – nämlich die geringen Nebenwirkungen – ist gerade bei längerer Behandlung ein wichtiges Kriterium. Auch bei der aktivierten Arthrose gilt: Je früher die Enzymtherapie eingesetzt wird, um so besser ist der Behandlungserfolg. Besonders bewährt haben sich die Enzyme *Bromelain, Papain, Trypsin* (Heilmittel, s. Seite 110).

Ein ganz wichtiger Bestandteil der Selbsthilfe bei Arthrose ist Bewegung: am besten gezielte Krankengymnastik, Schwimmen, Radfahren und Wandern in flachen Gegenden. Zu den allgemeinen Maßnahmen gehören Gewichtsreduktion bei Übergewichtigen und Entlastung der Gelenke durch Gehhilfen wie Spazierstock. Von den Arzneimitteln werden vor allem die nicht steroidalen Antirheumatika, wie z.B. Diclofenac, eingesetzt, die auch zu Beginn der Enzymtherapie nicht sofort abgesetzt werden sollten. Zu empfehlen sind zusätzliche Gaben von hochdosiertem Vitamin E.

Weichteilrheuma – wenn alles um die Knochen herum weh tut

Alle Teile des menschlichen Körpers, die nicht aus Knochen oder Knorpeln bestehen, gehören zu den sogenannten Weichteilen, also auch Muskeln, Bänder, Sehnen und Schleimbeutel. Ähnlich wie bei der Arthrose entsteht das Weichteilrheuma ebenfalls durch Über- oder Fehlbelastungen einer bestimmten Körperstelle. Diese meist chronischen Erkrankungsformen sind oft schwer zu diagnostizieren, da das Erscheinungsbild sehr unterschiedlich und vielfältig ist.

Im Mittelpunkt stehen typische Dauerschmerzen und Bewegungseinschränkungen, die durch entzündliche Veränderungen an Sehnen, Muskeln sowie Schleimbeuteln verursacht werden. Betroffen sind vor allem diejenigen, die eine gleichförmige, einseitig belastende Tätigkeit ausüben, wie Bauarbeiter, Fliesenleger, Steinmetze, Akkordarbeiter, alle Menschen, die ständig am Computer sitzen, Gärtner, Putzpersonal, aber auch Hochleistungssportler, die ihren Körper einseitig oder zu stark belasten.

Wie entsteht Weichteilrheuma?

Die Ursache des Weichteilrheumas ist normalerweise eine erhöhte Spannung bzw. Verspannung der Muskulatur, wodurch mehr Sauerstoff und Nährstoffe gebraucht werden. Die unter Spannung stehenden Muskelfasern verengen aber gleichzeitig die Blutgefäße, so daß der Abtransport von Stoffwechselschlacken nicht mehr richtig funktioniert. Demzufolge wird das Gewebe schlechter versorgt, und es entsteht eine chronische Entzündung. Mögliche Auslöser sind Zugluft, Kälte, Infekte oder Verletzungen. Auch die seelische Verfassung kann sich auf die Muskulatur auswirken und zu Verspannungen führen. Zudem können bei ungewohnter starker Belastung oder schwerer körperlicher Arbeit auch Sehnen oder Muskelfasern einreißen und/oder sich entzünden.

Die häufigsten Erkrankungsformen sind: die Schultersteife (Periarthritis humeroscapularis); Sehnenscheidenentzündung; der sogenannte Tennisarm oder Tennisellbogen, der häufiger bei Fließbandarbeitern und Hausfrauen auftritt als bei Tennisspielern; ebenso das »Joggerknie«, das man eher bei Putzfrauen oder Fliesenlegern antrifft als bei Joggern; und zuletzt die Schleimbeutelentzündung.

Enzymbehandlung bei Weichteilrheuma

Schon die ersten klinischen Untersuchungen bestätigten den Erfolg einer Enzymtherapie bei 70 bis 80 % der betroffenen Patienten. Selbst nach dem kurzen Zeitraum von einer Woche verringern sich die Krankheitssymptome. Der starke Schmerz läßt nach, und Bewegungseinschränkungen, Muskelsteifigkeit, Weichteilschwellungen und Muskelhartspann gehen zurück. Schmerzlinderung und Funktionsverbesserung treten zur gleichen Zeit auf. Der Therapieerfog hält auch nach Beendigung der Enzymbehandlung weiter an. Besonders vorteilhaft wirken hier die Enzyme *Bromelain* und *Trypsin* (Heilmittel, s. Seite 110). Je nachdem, ob die Erkrankungsformen mit oder ohne Entzündung ablaufen, wird bei der physikalischen Therapie Wärme oder Kälte angewandt. Zudem werden oft entzündungs- und schmerzhemmende sowie muskellockernde Arzneimittel eingesetzt. Im Vergleich zu den Gelenkerkrankungen heilt Weichteilrheuma zumeist vollständig aus.

Entzündliche Gelenkerkrankungen

Zum entzündlichen Gelenkrheuma zählen alle Formen der Arthritis und auch die entzündliche Wirbelsäulenversteifung, der Morbus Bechterew. Sind viele Gelenke entzündet, so spricht man von einer *Polyarthritis* (gr. »poly« = viel). Im Grunde kann jedes Gelenk von einer Entzündung betroffen sein. Besonders häufig treten die verschiedenen Rheumaformen an Gelenken der Hände, Füße, Knie und Schulter auf. Die entzündlichen Prozesse beginnen immer an der Gelenkinnenhaut und weiten sich dann auf die Gelenkkapsel aus. Dadurch schwillt das betroffene Gewebe an und bildet einen Erguß im Gelenk, was zu äußerst schmerzhaften Reibungen zwischen den einzelnen Gewebeschichten führt. Hält die Entzündung – wie bei der chronischen Polyarthritis – an, dann beginnt die Gelenkinnenhaut zu wuchern und lagert sich am Knorpel ab. Nach und nach verformt und verbiegt sich das Gelenk oder wird steif. Später werden auch Schleimbeutel, Sehnen und Knochen in Mitleidenschaft gezogen.
Die Ursachen der entzündlichen Rheumaformen sind meistens durch eine Veränderung der Erbsubstanz bedingt. Diese genetischen Veränderungen tragen dazu bei, daß sich Immunabwehrkräfte fehlerhaft verhalten und gesundes, körpereigenes Gewebe angreifen. Solche selbstzerstörerischen oder auto-immunologischen Vorgänge sind Auslöser vieler *Autoimmunkrankheiten,* zu denen auch die chronische Polyarthritis zählt. Sie wird daher im Rahmen dieser Krankheitsgruppe besprochen (s. Seite 82). Aber es gibt auch Gelenkentzündungen, wie die *reaktive Arthritis,* die nach Infektionen durch bestimmte Erreger auftreten können.

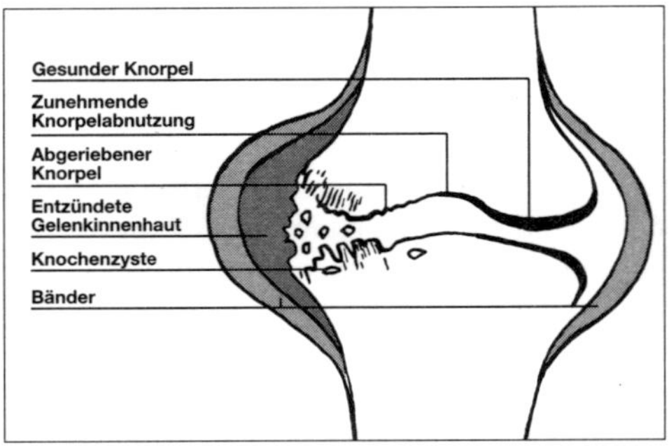

Schematische Darstellung einer fortgeschrittenen entzündlichen rheumatischen Erkrankung im Kniegelenk

Reaktive Arthritis – wenn Erreger Gelenke entzünden

Diese Art der Gelenkentzündung wird immer häufiger gerade bei jungen Menschen beobachtet. Wie der Name reaktive Arthritis sagt, entzünden sich die Gelenke »rückwirkend«, als Folge einer anderen Krankheit. Auslöser sind Krankheitserreger, die im Darm oder Unterleib Entzündungen hervorrufen, wie z.B. Pilze oder Parasiten. Warum Infektionen zu entzündlichen Prozessen in den Gelenken führen, ist zum Teil noch unklar. Es ist aber bekannt, daß die reaktive Arthritis auch nach Virus-Infektionen wie Grippe, Mumps, Masern, Röteln, Hepatitis B oder nach einem Zeckenbiß auftritt. Es wird angenommen, daß sich Immunkomplexe mit den »gefangenen« Viren in der

Gelenkflüssigkeit und in der Gelenkinnenhaut festsetzen und dort eine Entzündung auslösen. Die Beschwerden setzen oftmals erst Wochen nach der eigentlichen Infektion ein und dauern meist 6 bis 8 Monate an. Sie verschwinden dann, ohne bleibende Schäden zu hinterlassen. Nur in ganz seltenen Fällen kann eine reaktive Arthritis auch chronisch werden.

Eine Behandlung mit Enzymen bietet eine mehrfache Wirkung. Sie lösen »festsitzende« Immunkomplexe von Gewebswänden und spalten sie in kleine Teile, so daß sie besser abgebaut werden können. Desweiteren tragen sie dazu bei, daß anfallende Entzündungsprodukte beseitigt werden, die Entzündung schneller abläuft und der Schmerz gelindert wird. Besonders gut eignen sich die Enzyme *Bromelain, Papain, Trypsin* (Heilmittel, s. Seite 110).

Morbus Bechterew – wenn sich die Wirbelsäule krümmt

Beim Morbus Bechterew, der vorwiegend bei Männern auftritt, handelt es sich um eine chronisch entzündliche Erkrankung der kleinen Wirbelgelenke der Wirbelsäule, die meist sehr langsam fortschreitet. Die Ursachen sind weitgehend unbekannt. Als Auslöser werden in einigen Untersuchungen auch Retroviren oder Bakterien beschrieben. Man geht aber davon aus, daß die Veranlagung zu dieser Krankheit vererbt wird, da fast alle Morbus-Bechterew-Patienten ein gemeinsames Erbmerkmal haben, das HLA-B27 genannt wird. Dieses tritt nur bei ca. 6 % der gesunden Gesamtbevölkerung auf. Die entzündlichen Veränderungen der Wirbelsäule führen zur Verknöcherung der Gelenkknorpel, der Rücken versteift langsam und der Kopf wird nach vorne geschoben.

Behandelt wird mit klassischen entzündungs- und schmerzhemmenden Rheumamedikamenten. Von großer Bedeutung ist eine konsequente Bewegungstherapie. Klinische Untersuchungen zeigen, daß Enzyme zu Therapiebeginn nicht so effizient wirken wie nicht steroidale Antirheumatika, so daß eine Kombination empfehlenswert ist. Aber in der Langzeittherapie sind Enzyme den nicht steroidalen Antirheumatika nachweislich überlegen. Unter einer Enzymtherapie bessern sich Ruhe-, Belastungs-, Nacht- und morgendliche Anlaufschmerzen deutlich nach 1 bis 3 Monaten. Alle chronischen Rheumaleiden erfordern somit viel Geduld von Patient und Arzt bei dem Bemühen, den Krankheitsverlauf einzudämmen, chronische Schmerzen zu lindern und eine Beweglichkeit der Gelenke aufrechtzuerhalten.

Autoimmunkrankheiten – wenn sich der Körper selbst bekämpft

Alle Erkrankungsformen, bei denen Immunabwehrkräfte außer Kontrolle geraten und uns nicht mehr vor Gesundheitsstörungen bewahren, sondern gesunde, körpereigene Zellen angreifen und zerstören, nennt man Autoimmun- oder Autoaggressionskrankheiten. Warum sie dies plötzlich tun, ist nach wie vor ein Rätsel. Vermutet wird, daß neben einer genetischen Veranlagung auch Virusinfektionen, Ernährungsgewohnheiten, Vergiftungen und Strahlen eine auslösende Rolle spielen. Desweiteren ist unklar, warum gerade überwiegend Frauen von dieser Erkrankungsart betroffen sind.

Zu den typischen Krankheitsbildern zählen die rheumatoide Arthritis (chronische Polyarthritis), die chronischen Darmentzündungen Morbus Crohn und Colitis ulcerosa sowie die Multiple Sklerose. Alle diese Krankheiten haben zwei wichtige Kriterien gemeinsam: immer handelt es sich um Entzündungsprozesse, und immer führen Störungen im Immunsystem dazu, daß gesundes Gewebe zerstört wird.

Völlig andere Gemeinsamkeiten glauben einige Forscher der Psychosomatik gefunden zu haben, die sich mit Krankheitsmerkmalen beschäftigen, die durch unsere Psyche begünstigt werden können. Sie haben festgestellt, daß Menschen mit einer ganz bestimmten Persönlichkeitsstruktur eher an einer rheumatoiden Arthritis erkranken als andere. Dabei handelt es sich hauptsächlich um Menschen, die zwanghaft zur Übergewissenhaftigkeit, zum Perfektionismus sowie zu Depressionen neigen und zudem ein starkes Bedürfnis nach Selbstaufopferung und übertriebener Hilfsbereitschaft zeigen. Von den Charktereigenschaften werden Sturheit, Engstirnigkeit und Inflexibilität genannt sowie die Eigenart, Aggressionen zu unterdrücken anstatt ihnen freien Lauf zu lassen. Die innere Unbeweglichkeit wird meistens durch eine übermäßige Geschäftigkeit und Aktivität verdrängt.

Unabhängig davon, ob diese Kriterien zutreffen, erleichtern sie doch das Verständnis für die Krankheitsvorgänge.

Wenn ich in der Lage bin, meine Aggressionen »heraus zu lassen«, dann füge ich meinem Gegenüber »Schmerz« zu. Unterdrücke ich jedoch aggressive Impulse, dann lasse ich sie an mir aus und füge mir selbst Schmerzen zu. Genau dies beinhaltet der Begriff Autoaggressionskrankheit: der Körper unterdrückt seine Aggressions- und Abwehrkraft, lenkt sie in die falsche Richtung und fügt sich selbst Schmerzen zu.

Eine Tatsache gilt jedenfalls als gesichert: die aggressiven Angriffe der eigenen Immunkräfte laufen bei allen Erkrankungsformen nach einem ähnlichen Schema ab: Bestimmte körpereigene Strukturen werden vom Immunsystem irrtümlicherweise als »Fremdstoffe« angesehen, die demzufolge mit allen zur Verfügung stehenden Mitteln bekämpft werden. Dadurch wird gesundes Gewebe zerstört und Entzündungprozesse weiten sich aus.

Chronische Polyarthritis (= rheumatoide Arthritis) – wenn Gelenke und Organe von Körperkräften angegriffen werden

Die chronische Polyarthritis ist die schwerste Form entzündlicher Gelenkerkrankungen, da sie nicht nur zu Schädigungen an Gelenken führt, sondern nahezu alle Organe des Körpers erkranken können. Da das Krankheitsbild so vielfältig und schwierig zu diagnostizieren ist, hat es schon einige Namensänderungen durchlebt. So wird die chronische Polyarthritis heute – in Anlehnung an die amerikanische Bezeichnung – rheumatoide Arthritis genannt. Sie tritt meist nach dem 30. Lebensjahr auf und ist durch andauernde Entzündungen gekennzeichnet, die entweder langsam fortschreitend oder schubartig Gelenke zerstören, verformen und völlig unbeweglich machen können.

Schübe sind bestimmte Zeitphasen, in denen die Entzündungsvorgänge besonders stark und schmerzhaft um sich greifen. Dabei kann es zu leichtem Fieber, Nachtschweiß und einem ganz allgemeinen Schwächegefühl kommen. Die in Schüben verlaufende rheumatoide Arthritis beginnt meist mit grippeähnlichen Anzeichen, wie Müdigkeit, schwitzigen Händen und Morgensteifigkeit in Fingern, Zehen und großen Gelenken. Später treten symmetrische Anschwellungen an kleinen und großen Gelenken auf. Die morgendliche, mit Schmerzen verbundene Steifigkeit hält im Verlauf der Erkrankung zunehmend länger an. Die Schubphasen können oft 4 bis 9 Monate lang andauern. Danach folgt häufig ein Zeitraum, in dem keine Schmerzen zu spüren sind. Bei der *chronisch* verlaufenden rheumatoiden Arthritis zeigen sich zwar ähnliche Symptome, diese nehmen aber ohne ein schmerzfreies Intervall langsam und stetig zu.

Wie entsteht eine rheumatoide Arthritis?

Die genaue Ursache der rheumatoiden Arthritis ist bis heute noch ungeklärt. Man vermutet, daß die Anlage zu dieser Erkrankung vererbt wird, da betroffene Patienten oft über ein gemeinsames Erbmerkmal verfügen, das HLA-DRw4 genannt wird. Diskutiert wird auch ein Zusammenhang zwischen genetischer Veranlagung und viralen oder bakteriellen Infektionen. Doch man weiß mittlerweile, daß Regulationsstörungen im Immunsystem zur vermehrten Bildung »krankmachender Immunkomplexe« beitragen.

Diese entstehen, wenn das Kontrollsystem der Immunabwehr aus dem Gleichgewicht geraten ist und z.B. übermäßig viele Antikörper gebildet werden. Ihre Aufgabe besteht normalerweise darin, Schadstoffe (Antigene) zu erkennen und durch Immunkomplexbildung unschädlich zu machen. Sind aber zu viele Antikörper vorhanden, dann verbinden sie sich auch mit körpereigenen Eiweißmolekülen zu einem Immunkomplex. Dadurch werden aber die eigenen Eiweißstoffe fälschlicherweise als »fremde Antigene« angesehen, die vernichtet werden müssen. So entstehen »krankmachende Immunkomplexe«, die dann das Killerkommando (Komplementsystem) herbeirufen, das somit wichtige Körperstoffe vernichtet (vgl. Seite 30). Aber die Immunkomplexe können sich auch an Gewebezellen der Gelenkinnenhaut heften, woraufhin gesunde Zellen der Gelenkhaut zerstört werden. Desweiteren wandern einige der krankmachenden Immunkomplexe aus dem Gelenk und gelangen über das Blut zu anderen Organen, an die sie sich anlagern. Dort verursachen sie neue Entzündungen und Gewebezerstörungen. Zudem ist nachgewiesen, daß auch andere Immunzellen, wie die T-Lymphozyten, entgleisen und zellschädigend (zytotoxisch) eingreifen können. Auf diese Weise kann sich die rheumatoide Arthritis im gesammten Körper ausweiten.

Enzymtherapie bei rheumatoider Arthritis

Die Krankheit wird generell mit abwehrunterdrückenden und entzündungshemmenden Medikamenten behandelt, wobei der Erfolg noch unbefriedigend und mit Risiken behaftet ist. Eine Alternative zu den sogenannten Basistherapeutika, wie Gold, Penicillamin, Sulfasalazin etc., bietet die Enzymtherapie, wobei Untersuchungen bestätigen, daß Enzyme eine mit dem Gold vergleichbare Wirkung zeigen. Nach klinischen Erfahrungen kann die Erkrankung mit hochdosierten oder langfristig eingenom-

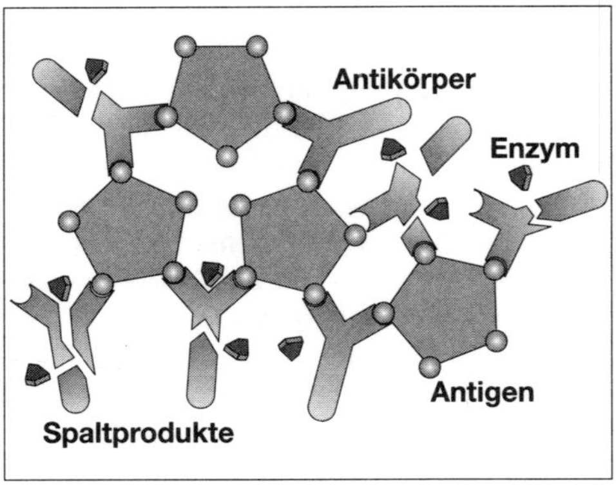

Enzyme haben die Fähigkeit, Immunkomplexe zu spalten.

menen Enzympräparaten gebessert oder zumindest der weiter fortschreitende Verlauf gebremst werden. Die Erfolgschancen sind um so größer, je früher damit begonnen wird. Die gute Wirkung bei rheumatoider Arthritis beruht darauf, daß Enzyme die Immunkomplexe aus den Geweben lösen, sie aufspalten und abbauen, wodurch die Aktivierung des Komplementsystems gehemmt und eine Neubildung verhindert wird. Auf diese Weise werden die zur Entzündung und Schwellung führenden Mechanismen ausgeschaltet und der Krankheitsverlauf kann stabilisiert werden. Von dieser Wirkung profitieren besonders Patienten mit schubförmigem Krankheitsverlauf, da in dieser Phase besonders viele Immunkomplexe gebildet werden.

Selbstverständlich können natürliche Biostoffe wie Enzyme nicht so schnell wirken wie starke chemische Arzneimittel. So können bis zur Besserung manchmal 3 Wochen, aber auch 2 bis 3 Monate vergehen. In dieser Zeit braucht der Patient zusätzlich entzündungs- und schmerzlindernde Mittel. Bei manchen Rheumapatienten können in der ersten Behandlungswoche kurzfristig Gelenkschmerzen zunehmen. Das liegt daran, daß Enzyme die Immunkomplexe aus dem Gewebe herauslösen, wodurch vorübergehend mehr Komplexe anfallen, die dann allmählich abgebaut werden. Dies ist aber kein Grund, die Flinte ins Korn zu werfen, denn Laboruntersuchungen haben gezeigt, daß die Immunkomplexe kontinuierlich abgebaut und beseitigt werden. Eine Enzymtherapie ist nicht nur nebenwirkungsarm, sondern steigert zudem die Abwehrkräfte des kranken Körpers. Die Enzyme *Papain* und *Trypsin* spalten am besten Immunkomplexe, und *Bromelain* trägt besonders gut dazu bei, daß Entzündungen und Schwellungen gelindert werden (Heilmittel, s. Seite 110).

Colitis ulcerosa und Morbus Crohn – wenn fehlgesteuerte Immunkräfte den Verdauungstrakt attackieren

Auch das Verdauungssystem kann von fehlgesteuerten, körpereigenen Abwehrkräften angegriffen werden. Die Autoimmunkrankheiten Colitis ulcerosa und Morbus Crohn sind chronisch entzündliche Darmerkrankungen. Die Patienten leiden unter quälenden Bauchschmerzen und häufigem Stuhldrang, der meist blutig und schleimig belegt ist. Auch bei diesen Erkrankungsformen sind die Ursachen noch ungeklärt. Vermutet wird eine genetische Veranlagung, da bei 75 % der betroffenen Patienten das Erbmerkmal HLA-B27 beobachtet wird. Beide Erkrankungsformen beschränken sich nicht nur auf den Darmtrakt, sondern sie können auch den gesamten Organismus in Mitleidenschaft ziehen und Gelenkentzündungen, Hautveränderungen, Lebererkrankungen und Gallengangsentzündungen auslösen.

Die *Colitis ulcerosa* ist eine chronische Entzündungskrankheit, bei der sich die Schädigungen ausschließlich auf die Schleimhaut des Dickdarms beschränken. Es gibt Hinweise, daß eine über lange Jahre anhaltende Colitis ulcerosa die Entstehung von bösartigen Tumoren begünstigen kann.

Beim *Morbus Crohn* hingegen kann der gesamte Verdauungstrakt – vom Mund bis zum Enddarm – von entzündlichen Prozes-

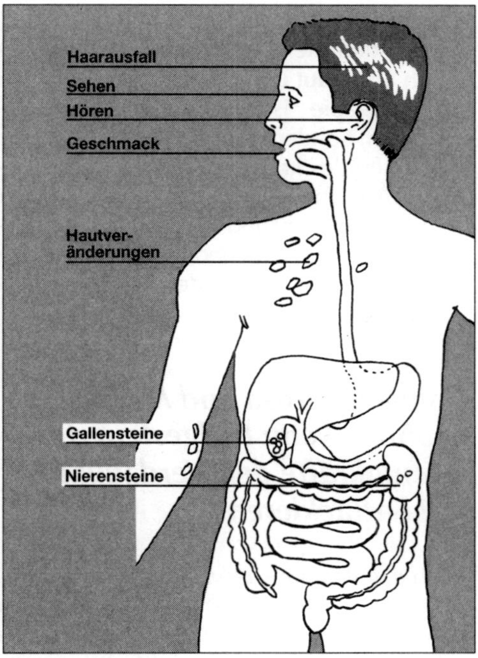

Entzündliche Darmerkrankungen und mögliche Folgen außerhalb des Darmbereichs

sen angegriffen werden. In den krankhaft befallenen Darmabschnitten bilden sich Geschwüre, die tief in die Darmwand eindringen, sog. Fisteln und eitrige Abszesse.
Bei beiden Erkrankungsformen sind Fehlsteuerungen des Immunsystems dafür verantwortlich, daß entgleiste, irregeführte Abwehrkräfte gesunde Zellen des Verdauungssystems angreifen.

Enzymbehandlung bei Morbus Crohn und Colitis ulcerosa

In akuten Krankheitsphasen werden häufig Kortison oder abwehrunterdrückende Medikamente eingesetzt, bei chronischen und auch akuten Verläufen Sulfasalazin. Das Behandlungsziel ist, sowohl krankmachende Immunkomplexe als auch selbstzerstörerische Antikörper und Immunzellen aus dem Blut der Patienten zu entfernen, damit der Angriff auf eigenes, gesundes Gewebe gestoppt wird.

Enzyme sind in der Lage, krankmachende Immunkomplexe zu beseitigen und eine Neubildung zu verhindern. Sie stimulieren zudem die Freßzellen (Makrophagen), die gespaltenen Immunkomplexe schneller zu vernichten, und wirken außerdem regulierend auf das Immunsystem. So kann das normale Gleichgewicht aller Abwehrkräfte schneller wieder hergestellt werden. Der Einsatz von Enzymen hat sich auch in Kombination mit anderen Verfahren bewährt. Als besonders wirksam zeigen sich die Enzyme *Papain, Trypsin* und *Chymotrypsin* (Heilmittel, s. Seite 110).

Multiple Sklerose (MS) – wenn der Körper das Nervensystem zur Zielscheibe seiner Angriffe macht

Bei der Multiplen Sklerose (MS) wird das zentrale Nervensystem von falsch gesteuerten Immunabwehrkörpern attackiert. Auch bei dieser Autoimmunkrankheit tappen wir noch im dunkeln und rätseln über die Ursache. Schon die Bezeichnung weist darauf hin, daß es sich um vielfältige und zahlreiche (= multiple) Ursachen und Auswirkungen handeln muß; Sklerose bedeutet so viel wie eine krankhafte Versteifung bzw. Verhärtung.
In Deutschland leidet einer unter 1000 Menschen an einer MS, die meistens zwischen dem 25. und 40. Lebensjahr beginnt und Frauen doppelt so häufig betrifft wie Männer. Es scheint, daß auch diese Erkrankungsform genetisch bedingt ist, da sich bei MS-Patienten häufig ein gemeinsames Erbmerkmal nachweisen läßt, das HLA-DR2. Es gibt aber auch Hinweise, daß Witterungs- und Klimabedingungen eine Rolle spielen könnten, da in einem kühlen Klima, wie z.B. in Deutschland, mehr Menschen an MS erkranken als in wärmeren Zonen. Neuere Erkenntnisse gehen davon aus, daß nach einer Virusinfektion im Kindesalter, wie z.B. durch »Masern-Viren«, Antikörper

gebildet werden, die nicht nur diese Viren erkennen und angreifen können, sondern sich auch gegen einen Eiweißstoff der Nervenzellen richten, der *Myelin* heißt.
Unsere Nervenfasern sind nämlich von einem Schutzmantel umhüllt, der dieses Myelin enthält, das bei der MS von fehlgesteuerten Körperwaffen angegriffen und zerstört wird. Für diese Zerstörung des Nervenmantels sind offenbar im Blut gelöste (humorale) Antikörper, Immunkomplexe, zellschädigende Immunzellen (T-Lymphozyten) und entgleiste Zellbotenstoffe (Zytokine) verantwortlich. Je nachdem, welcher Teil des Nervengewebes geschädigt ist, können sich unterschiedliche Beschwerden einstellen: vom typischen Kribbelgefühl bis hin zu Lähmungserscheinungen in Armen und Beinen, Seh- und Sprechstörungen sowie Blasen- und Darmbeschwerden.

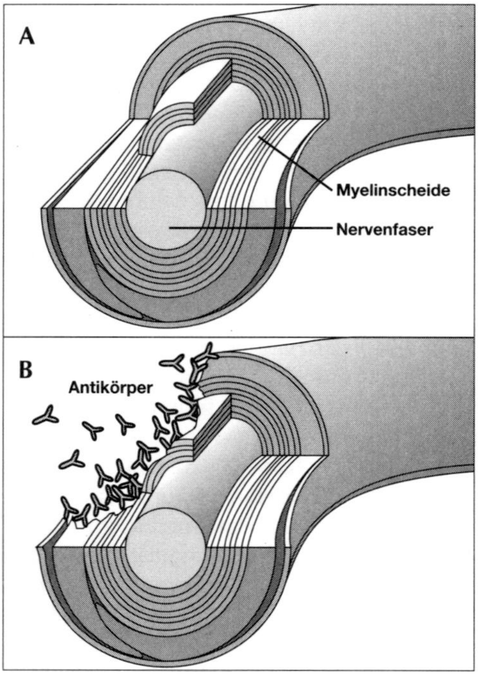

Entstehung der Multiplen Sklerose (Quelle: Glenk/Neu, Forum Naturheilkunde, Band 1):
A: Gesunde Nervenfaser mit intakter mehrschichtiger Myelinscheide.
B: Fehlgesteuerte Antikörper haben bereits die oberen Myelinschichten angegriffen und die Zerstörung begonnen.

Wie ist der Krankheitsverlauf bei MS?

Es gibt kein einheitliches Bild der Erkrankung, so daß jeder Patient »seine spezielle MS« hat. Deswegen ist es auch so schwierig, diese Krankheit zu behandeln. Die ersten Symptome ähneln den Empfindungsstörungen bei einer akuten Grippe, die dann zu Müdigkeit und vielen unterschiedlichen Beschwerden führen, wobei gerade die Reflexe in den Beinen vermindert werden.
Bei vielen Patienten verläuft die MS über einen langen Zeitraum schubförmig und relativ gutartig. Oft dauert es bis zu 20 Jahren, bis deutliche Symptome auftreten. Leider gibt es auch Verlaufsformen, die bereits nach einigen Jahren die Lebensqualität erheblich beeinträchtigen können und die Patienten frühzeitig an den Rollstuhl fesseln. Manche Patienten erleben nur einen einmaligen Schub und können nach Abklingen der Symptome lebenslang von weiteren Attacken verschont bleiben. Diesen gutartigen Verlauf zeigen 10 bis 30 % der Betroffenen. Treten ständig gleichmäßige Verschlimmerungen der Beschwerden auf, dann handelt es sich um chronisch fortschreitende Prozesse.

Wie kommt es zur Zerstörung des Nervensystems?

Unser Nervensystem ist ein faseriges, strangförmiges Gebilde, das die Aufgabe hat, Reize und Bewegungsimpulse von der Steuerzentrale des Gehirns aus in den ganzen Körper weiterzuleiten und wieder zurückzuführen. Das Nervengewebe hat damit die Fähigkeit, Reize auszulösen, weiterzuleiten, zu verarbeiten und zu beantworten. Unsere Nervenzellen sehen aus wie »Kraken« mit überlangen Armen. Diese »Arme« sind Fortsätze der Nervenzellen, die sogenannten Nervenfasern. Sie werden bis zu einen Meter lang und sind von einem

Zellmantel umhüllt, der das Eiweiß Myelin enthält. Dieses Myelin ist maßgeblich daran beteiligt, die Impulse von Nerv zu Nerv zu übertragen, und somit auch verantwortlich für die Weiterleitung der Befehle aus der Gehirn-Zentrale. Fehlt aber das Myelin, dann kommen die Befehle nicht mehr am Zielort an. Die von solch einer gestörten Nervenleitung betroffenen Organe reagieren dann nicht mehr und sind in ihrer Funktion gelähmt.

Bei der MS wird das Myelin der Nervenfasern zerstört, weil entartete Antikörper dieses Körpereiweiß für einen Feind halten, sich demzufolge an ihn heften und einen Immunkomplex mit dem Myelin bilden. Anschließend wird das Killerkommando (Komplementsystem) alarmiert, das letztlich die Zerstörung der Myelinschicht herbeiführt, die dabei förmlich durchlöchert wird. Das hat zur Folge, daß Nervenimpulse nur noch verzögert weitergeleitet werden und die Nervenleitung im Extremfall total blockiert ist. Je intensiver die Schutzhülle der Nervenfasern beschädigt wird, um so stärker äußern sich die Beschwerden. Haben die fehlgesteuerten Abwehrkräfte erst einmal angefangen, das eigene Myelin anzugreifen, dann werden bestimmte Entzündungsprozesse in Gang gesetzt. Hierbei entstehen wiederum Substanzen, die weitere Entzündungen provozieren. Durch diesen Teufelskreis verhindert der eigene Körper die Heilung und ermöglicht das Fortschreiten der Krankheit.

Neue Therapieansätze bei MS

Obwohl bereits mehr als 70 verschiedene Therapiearten bei der Multiplen Sklerose getestet wurden, kann noch kein Mittel die MS völlig heilen. Aber es gibt Möglichkeiten, akute Schubphasen frühzeitig zu beenden und auch das Fortschreiten der chronischen Verlaufsform zu verlangsamen bzw. zum Stillstand zu bringen. Diese Chancen bedeuten für MS-Patienten einen großen Gewinn an Lebensqualität.

Eine Alternative bietet die Enzymtherapie, die nicht eigenständig von MS-Patienten angewandt werden sollte. Nachdem feststeht, daß gerade in Schubphasen der MS viel mehr krankmachende Immunkomplexe vorhanden sind, ist es sinnvoll, diese zu beseitigen, bevor sie noch mehr Unheil anrichten können. Enzyme spalten diese Myelin-Antikörper-Komplexe und lösen sie von den Nervenfaserwänden ab. Die zerkleinerten Immunkomplexe können daraufhin leichter von den Freßzellen (Makrophagen) beseitigt werden. Außerdem hemmen sie die Reaktionsfreudigkeit des Killerkommandos (Komplementsystems) und verhindern, daß die Zerstörung des gesunden Nervengewebes fortschreitet.

So liegen Untersuchungen einer Ärztin vor, die selbst an MS erkrankte und heute ihren Beruf wieder ausüben kann. Sie behandelte sich selbst und fast 400 Patienten mit einer Enzymtherapie und einer Diätform, die nach dem verstorbenen Arzt *Dr. Evers* benannt ist. Sie besteht aus einer Vollwertkost mit hohem Anteil an Rohkost und ungesättigten Fettsäuren. Die eingesetzten, hochdosierten Enyzme konnten in den meisten Fällen das Fortschreiten der MS eindämmen. Bei schubartigen Krankheitsverläufen trat eine deutliche Besserung ein. Aber auch andere klinische Erfahrungen weisen darauf hin, daß fast 80 % der MS-Patienten von einer Enzymbehandlung profitieren können. Nach 2-Jahres-Ergebnissen einer österreichischen Klinik schnitten enzymbehandelte Patienten – bezogen auf die Krankheitssymptome – wesentlich besser ab als die mit Kortison und/oder abwehrunterdrückenden Medikamenten behandelten Patienten. Als besonders wirksam erwiesen sich die Enzyme *Bromelain* und *Trypsin*.

Auch die Therapieerfolge mit der neuen Substanz Beta-Interferon klingen erfolgversprechend. In Deutschland ist dieses Produkt für MS noch nicht zugelassen. Seine hauptsächliche Wirkung soll das Beta-Interferon direkt im Gehirn entfalten, indem es verhindert, daß falsche Botschaften oder Befehle an das Nervensystem weitergeleitet werden.

Zur Zeit laufen große internationale Studien sowohl mit Enzymen als auch mit Beta-Interferon, die nach einer Beobachtungszeit von fünf Jahren 1999 abgeschlossen werden. Die Enzymforscher sehen eine gute Chance in der Kombination von beiden Wirkprinzipien. Denn nach neuesten Erkenntnissen können Enzyme wie *Bromelain* und *Trypsin* zudem verhindern, daß bestimmte Anheftungsmoleküle (Adhäsionsmoleküle) die entgleisten Immunabwehrkörper zum Gehirn »locken«. Dringen dennoch zerstörerische Immunzellen ins Gehirn ein, entfaltet das Beta-Interferon hier seine Wirkung. So kämpft nicht die Chemie gegen Biostoffe oder David gegen Goliath, sondern zwei verschiedene Therapieansätze versuchen gemeinsam, die Erkrankung zum Wohle des MS-Patienten zu beeinflussen.

Tumorerkrankungen – wenn normale Zellen plötzlich wuchern

Auf der ganzen Welt bemühen sich Mediziner und Naturwissenschaftler, das Rätsel der Krebskrankheit endgültig zu lösen.
Die Bezeichnung »Krebs« hat ihren Ursprung im Indogermanischen bzw. im Lateinischen und bedeutet, daß sich etwas kriechend bewegt, indem es sich festhakt. Das Wort »Tumor« beschreibt die Ausprägung der Krankheit, bei der sich eine Geschwulst bildet. Dies passiert, wenn sich nur eine einzige von unseren 70 Billionen Zellen so verändert, daß sie ihre normale Aufgabe nicht mehr erfüllen kann, und anfängt, sich hemmungslos zu teilen und zu wuchern. Auf diese Weise entsteht eine Geschwulst bzw. ein Tumor, der gutartig – aber auch bösartig sein kann. Das Gefährliche an den bösartigen Tumoren ist, daß sich einzelne Tumorzellen aus der Geschwulst lösen können, mit dem Blutstrom in den gesamten Körper gelangen und sich irgendwo wieder festsetzen, um neue Tochtergeschwülste oder Metastasen zu bilden. Gerade diese Eigenschaft ist für die Überlebenschancen der Krebspatienten von schicksalhafter Bedeutung. Man schätzt, daß 80 bis 90 % der Todesfälle auf solche Metastasen zurückzuführen sind, und nicht auf den ursprünglichen Tumor.

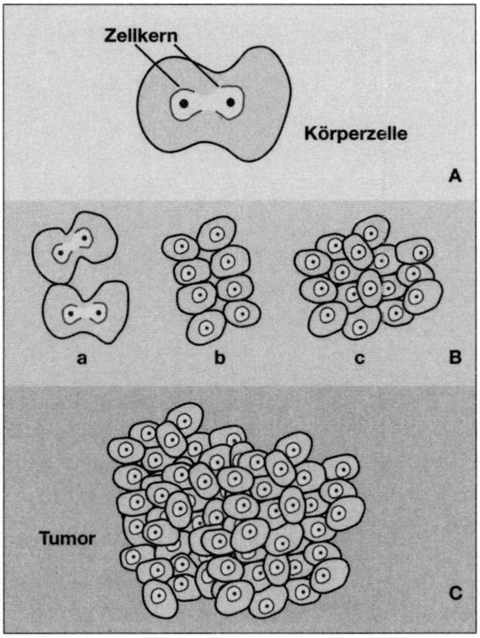

Entstehung eines Tumors:
A: Eine normale Körperzelle beginnt plötzlich, sich hemmungslos zu teilen – sie wird zur Krebszelle.
B: Es entstehen erst 2 Zellen, die sich wieder teilen, so daß sich 4 Zellen bilden (a), später 8 Zellen (b), dann 16 Zellen (c) usw.
C: Aus den wuchernden Krebszellen hat sich eine Geschwulst gebildet – ein Tumor.

Wie entsteht Krebs?

Eine Krebserkrankung wird in der Regel nicht durch eine einzige Ursache hervorgerufen, sondern kann von vielen zusammenwirkenden Faktoren ausgelöst werden. Man geht davon aus, daß Krebs primär mit einem Defekt im Erbgut einer Körperzelle zusammenhängt und Lebensumstände wie Ernährung, Verträglichkeit von Schadstoffen und Strahlen, Virusinfektionen, Psyche und Alter dabei eine Rolle spielen. Wir wissen heute, daß im Erbgut eines jeden Menschen ganz bestimmte »krebsähnliche Gene« vorhanden sind, die sogenannten Protoonkogene, die sich zu echten »Krebsgenen« verändern können. Somit bildet jeder Mensch immer wieder »krebsverwandte Zellen«, die aber normalerweise von einem gut funktionierenden Immunsystem erkannt und vernichtet werden; d.h., Krebszellen entwickeln sich plötzlich aus ganz normalen Körperzellen. So wird es auch verständlich, daß ältere Menschen eher an Krebs erkranken, da die Leistungsfähigkeit des Immunsystems im Alter nachläßt, wodurch sich zudem vermehrt Schadstoffe in den Zellen ablagern. Dadurch steigt das Risiko, daß »krebsähnliche Zellen« als Schadstoffe nicht mehr richtig erkannt und beseitigt werden und sich daraus eher Tumorzellen entwickeln können.

Damit sich eine Tochtergeschwulst bilden kann, müssen Tumorzellen über das Blut zu anderen Organen gelangen. Vor einiger Zeit hat man herausgefunden, daß Tumorzellen an ihrer Oberfläche ganz bestimmte Anheftungsmoleküle haben, sogenannte Adhäsionsmoleküle, mit deren Hilfe sie sich an Zell- oder Gefäßwänden festhaken und haften bleiben. Sie dringen dann in das umliegende Gewebe ein, vermehren sich und wuchern zu einer Tochtergeschwulst heran, einer Metastase. Durch diese Fähigkeit können sie im gesamten Körper ihr gefährliches Spiel treiben und sich in Gefäßsystemen und Organen festsetzen.

Bei Tumorerkrankungen handelt es sich nicht – wie bei den Autoimmunkrankheiten – um fehlgesteuerte Abwehrkräfte (vgl. Seite 82 ff.), sondern um spezielle Fähigkeiten der Krebszellen, den Erkennungs- und Abwehrdienst des Körpers zu täuschen und zu unterwandern. Für alle Arten der Krebserkrankung ist daher die Stärke des Immunsystems entscheidend und natürlich die spezifische »gute« oder »böse« Eigenschaft der entstandenen Tumorzellen. Zu weiteren Eigenarten zählen die Fähigkeiten, sich zu lösen und neu anzusiedeln, in Gewebestrukturen einzudringen und sich für die Immunabwehr »unsichtbar« zu machen. Die Krebsentstehung ist letztlich abhängig vom Ausgang eines Zweikampfes zwischen Tumorzellen und Immunabwehrkräften.

Wie Tumorzellen unsere Immunabwehr täuschen und lähmen können

Krebsforscher konnten nachweisen, daß Tumorzellen wichtige Eigenschaften haben, mit denen sie sich vor den Zugriffen unserer Immunabwehr schützen. Sie umhüllen sich mit einem Mantel aus dem Blutklebstoff Fibrin, der damit ihre Oberflächenmerkmale zudeckt. Hinter dieser Tarnkappe können sie nur schwer von unserer Verteidigungsarmee aufgespürt werden. Durch das Fibrin steigern sie zudem ihre Haftfähigkeit bzw. »Klebrigkeit« und unterstützen damit die Anheftungsmoleküle, die sich ins Gewebe einhaken, so daß die Tumorzelle wie mit »Uhu-Kleber« an Gewebezellen pappen bleibt.

Aber Tumorzellen beherrschen noch weitere Täuschungsmanöver. Sie können nämlich ganz bestimmte Zelloberflächenmoleküle abstoßen, mit denen sich Antikörper zu Immunkomplexen verbinden, die dann wiederum Abwehrzellen »irreführen« und zudem ihre Aktivität lahm legen. Solche Tumorzellantigene werden übrigens auch dann freigesetzt, wenn Krebszellen zerstört werden.

Normalerweise werden Krebs- und virusinfizierte Zellen in der Kooperation mit Körperenzymen, natürlichen Killerzellen und Freßzellen (Makrophagen) enttarnt, aufgespürt und vernichtend »durchlöchert« (vgl. Seite 37).

Einige Immunzellen, die T-Lymphozyten, können Krebszellen sogar im direkten Zell-zu-Zell-Kontakt zerstören. Bei den Krebspatienten gelingt es jedoch den Tumorzellen, diese wichtigen Abwehrkräfte in ihrer Schlagkraft und in ihrer Wirkweise erheblich zu hemmen.

Auch Zellbotenstoffe, wie z.B. der Tumornekrosefaktor (TNF), spielen bei der Vernichtung von krebs- oder virusinfizierten Zellen eine äußerst wichtige Rolle. Wenn sich aber diese TNF-Moleküle zu größeren Gebilden vernetzen – oder sich an den von Krebszellen »abgeworfenen« Oberflächenmolekülen binden –, dann verlieren sie ihre Zerstörungskraft.

So versuchen die Tumorzellen mit allen möglichen unschönen »Tricks«, die Immunabwehrkräfte außer Gefecht zu setzen, um möglichst ungestört ihr zellwucherndes Wachstum fortführen zu können.

Enzymtherapie bei Krebs

Zur direkten Tumorzerstörung werden heute chirurgische, chemotherapeutische und radiologische Maßnahmen angewendet.

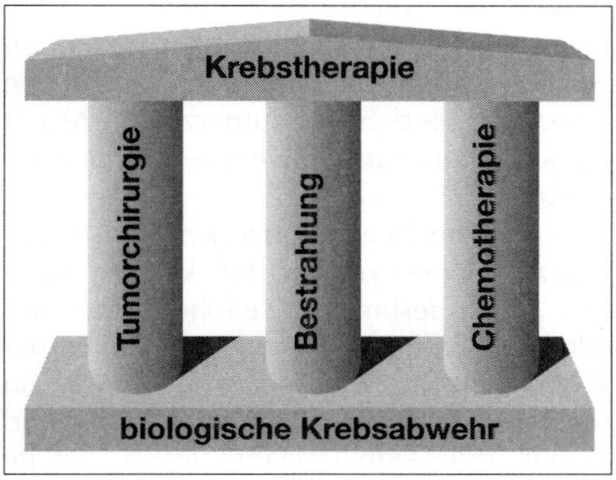

Das heutige Gesamtkonzept der Krebstherapie: Die biologische Krebsabwehr (Immuntherapie) ist neben der Chirurgie, Strahlen- und Chemotherapie ein wichtiger Bestandteil.

Da all diese Therapien notwendigerweise aggressiv vorgehen, kommt es unweigerlich zu schwerwiegenden Nebenwirkungen, unter denen der Krebspatient zu leiden hat. Leider wird dabei auch das Immunsystem angegriffen und geschädigt. So bemühen sich die Ärzte, einerseits die Nebenwirkungen zu verringern und andererseits die Immunabwehrkräfte wieder anzukurbeln.

Hier kann eine Enzymtherapie unterstützende Hilfe leisten. Besonders die eiweißspaltenden Enzyme sind in der Lage, den Fibrin-Tarnmantel der Tumorzellen abzubauen, damit sie von Immunabwehrkräften wieder aufgespürt und angegriffen werden können. Sie stimulieren und steigern die Leistungskraft der Freßzellen (Makrophagen) und natürlichen Killerzellen. Nach Aussagen der Enzymforscher steigen dadurch die tumorzerstörenden Fähigkeiten dieser Immunzellen auf das 12fache an. Den Enzymen gelingt es auch, die Anheftungsmoleküle (Adhäsionsmoleküle) der Tumorzellen zu hemmen und die »Klebrigkeit« zu vermindern, wodurch das Tumorwachstum und die Tochtergeschwulstbildung (Metastasierung) unterdrückt werden.

Da sie Immunkomplexe spalten können, sind Enzyme auch in der Lage, die TNF-Moleküle (Tumornekrosefaktor) aus den Verbindungen mit Tumorzellantigenen herauszulösen. Dadurch erhalten diese Zellbotenstoffe wieder ihre ursprüngliche Fähigkeit, Krebszellen zu zerstören. Enzyme helfen auch dabei, die Nebenwirkungen der anderen Verfahren, die vorwiegend nach zellwachstumshemmenden Medikamenten (Zytostatika) auftreten, zu verringern, z.B. den »Strahlenkater« sowie Übelkeit, Brechreiz und Haarausfall. Zudem vermindern sie das Risiko eines erneuten Wiederauftretens von Tumoren nach erfolgreicher Operation, Bestrahlung oder Chemotherapie.

Nach vorliegenden klinischen Ergebnissen eignen sich besonders die Enzyme *Papain* und *Trypsin* zur Verhütung der Tumorentstehung und zur Verminderung einer Neuentstehung (Rezidiv). Experten empfehlen zusätzliche Gaben der Vitamine A, C und Selen sowie Vitamin D bei Brust- und Darmkrebs. Krebspatienten sollten eine mögliche Einnahme der Heilmittel mit den behandelnden Ärzten besprechen. Von einer Selbstbehandlung bei Tumorerkrankungen ist abzuraten (Heilmittel, s. Seite 110).

Nur ein Konzept gegen so viele Krankheiten – sind Enzyme Zaubermittel?

Auch wenn die Presse immer wieder begeistert von »Enzymen als Wunderwaffe« berichtet, so verfügen Enzyme keinesfalls über Zauberkräfte. Enzyme sind ganz natürliche Stoffe – Biostoffe, die Selbstheilungskräfte unseres Körpers fördern und unterstützen. Ihre große Stärke liegt offensichtlich darin, daß sie besonders gut auf Alarmsignale bei entzündlichen Prozessen reagieren, Immunabwehrkräfte aktivieren, krankmachende Immunkomplexe spalten, Reparaturprozesse fördern, Schadstoffe abbauen und abtransportieren helfen und biologische Heilungsvorgänge beschleunigen. Von natürlichen Heilmitteln darf man auch nicht das Wunder erwarten, daß sie von jetzt auf gleich wirken.

Von allen erfaßten Krankheiten treten akute und chronische Entzündungskrankheiten am weitaus häufigsten auf; sie machen zwei Drittel aller Erkrankungsformen aus. Aber auch Verschleißerkrankungen (degenerative Krankheiten) und Tumorerkrankungen sind auf eine Schädigung des Körpers zurückzuführen, auf die er im »Normalfall« mit einer Entzündung reagiert. Denn unser Körper versucht ja gerade mit diesem Mechanismus eine Heilung zu erzielen. So ist die *Entzündung* der Schlüssel zum Verständnis, warum Enzyme bei so vielen verschiedenen Krankheiten helfen können. Da nicht jede Enzymsorte alle zur Heilung notwendigen Prozesse gleich stark beeinflußt und die Präparate sich in der Enzymkombination, Wirkstärke und Enzymmenge unterscheiden, hängt die Wahl des Heilmittels – so wie bei anderen Medikamenten auch – vom Krankheitsbild ab (s. Seite 99 f.).

Wichtige Hinweise zur Anwendung von Enzympräparaten

Alle Fertigarzneimittel sind mit einer Packungsbeilage versehen, dem Beipackzettel. Er enthält wichtige Hinweise zur richtigen Anwendung des Heilmittels, ebenso Angaben zur sachgemäßen Lagerung und zur Haltbarkeitsfrist des Präparates, denn ein Medikament ist nicht unbegrenzt haltbar. Heute bemühen sich viele Pharmafirmen, die Gebrauchsanweisungen für Patienten allgemein verständlich zu gestalten. Dennoch enthalten sie oftmals schwer verständliche Informationen über wesentliche Produkteigenschaften. Im persönlichen Interesse sollte die Packungsbeilage ganz genau gelesen werden. Bei Unklarheiten ist unbedingt der Arzt, Therapeut oder Apotheker zu befragen, denn kein Heilmittel darf bedenkenlos eingenommen werden.

Wer sollte keine Enzympräparate einnehmen?

- Menschen, die unter Allergien leiden, vor allem unter einer Eiweißallergie.
- Patienten mit angeborenen Blutgerinnungsstörungen.
- Patienten mit schweren Leber- und Nierenleiden oder schweren Organstörungen.
- Bluterkranke Menschen und diejenigen, die ein erhöhtes Blutungsrisiko tragen.
- Schwangere und stillende Mütter sollten jede Einnahme von Arzneimitteln kritisch abwägen.
- Unmittelbar vor oder nach Operationen sollten keine Enzympräparate eingenommen werden.
- Alle Magen-/Darm-wirksamen Enzympräparate dürfen nicht eingenommen werden, wenn eine akute Entzündung der Bauchspeicheldrüse vorliegt, oder während eines akuten Schubs einer chronischen Bauchspeicheldrüsenentzündung.

Die korrekte Einnahmeweise ist entscheidend

Die Einnahmevorschriften sind unbedingt zu beachten, da sie für die optimale Wirksamkeit des Heilmittels entscheidend sind. Unter der Rubrik »*Art und Dauer der Anwendung*« im Beipackzettel steht genau, wie Sie das entsprechende Heilmittel einnehmen müssen. Halten Sie sich exakt daran, ob das Präparat z.B. zu den Mahlzeiten genommen werden soll, ob unzerkaut oder nicht, ob mit viel oder wenig Flüssigkeit. Eine Tablette, Kapsel oder ein Dragee muß z.B. dann unzerkaut geschluckt werden, wenn die Enzyme erst im Darm aktiv werden sollen.

Enzympräparate bei Magen- und Darmbeschwerden werden z.B. zu den Mahlzeiten eingenommen, damit sie sich mit dem Speisebrei vermischen, um so die Verdauungsprozesse zu unterstützen.

Bei fast allen anderen Gesundheitsstörungen eingesetzte Heilmittel sollten **nicht** zusammen mit den Mahlzeiten eingenommen werden, da sonst zu wenig Enzyme an den Bestimmungsort gelangen können.

Zu beachten:

Bei der Behandlung akuter Gesundheitsstörungen, wie z.B. akute Schwellungen oder Entzündungen, wird eine sogenannte »Stoßtherapie« empfohlen. Das bedeutet, daß man zuerst mit einer größeren Anzahl an Tabletten beginnt, die dann schrittweise auf eine individuelle Erhaltungsdosis reduziert wird. Hierbei kann es vereinzelt zu einer Verstärkung der Symptome kommen. Diese Reaktion ist als ein positives Zeichen anzusehen und ein Ausdruck dafür, daß die Enzyme wirken. Der behandelnde Arzt wird eventuell die Tablettenanzahl vorübergehend heruntersetzen und gegebenenfalls wieder steigern.

Wichtig: Wirkungseintritt, Wirkstärke, Wirkdauer und Verträglichkeit hängen entscheidend von der korrekten Einnahmeweise ab.

Wie sind die Angaben über Nebenwirkungen zu verstehen?

Nahezu alle Arzneimittel haben neben der erwünschten Wirkung noch unerwünschte Neben- oder Nachwirkungen. Die Hinweise auf Begleiterscheinungen sollen den Anstoß geben, mit dem Arzt eingehend über Vor- oder etwaige Nachteile einer Enzymtherapie zu sprechen. Die Arneimittel-Hersteller nehmen alle nur denkbaren Nebenwirkungen in die Beipackzettel auf, um sich damit gegen Haftungsansprüche zu schützen. Hinter den Angaben, wie oft Nebenwirkungen auftreten können, stehen konkrete Werte.
So bedeutet *häufig*, daß bei über 10 %, *gelegentlich* bei 1 bis 10 %, *selten* bei weniger als 1 % und *sehr selten* bei weniger als 0,1 % der Patienten diese Nebenwirkungen beobachtet werden.
Die als Heilmittel verwendeten Enzyme, die Hydrolasen, sind selbst in hohen Dosen und nach längerer Anwendung nahezu nebenwirkungsfrei. Mögliche Nebenwirkungen der einzelnen Produkte sind in der Präparate-Übersicht angegeben (s. Seite 102).

Darf man neben den Enzympräparaten auch andere Medikamente einnehmen?

Zusammen mit Enzympräparaten dürfen keine Medikamente eingenommen werden, die die Blutgerinnung beeinflussen!

Kranke Menschen, die regelmäßig andere Medikamente benötigen, sollten immer den Rat eines Arztes einholen, auch wenn es sich um natürliche Heilmittel handelt.
Durch die zunehmende Umweltverschmutzung und veränderten Ernährungs- und Lebensgewohnheiten ist unser Körper einer steigenden Belastung mit erhöhtem Vitamingebrauch ausgesetzt.

Zu empfehlen:
ist eine zusätzliche Ergänzung einer Enzymtherapie mit Vitaminen und Mineralstoffen. Hier stehen die Vitamine A, C, E und die Mineralien Selen, Zink und Magnesium an erster Stelle. Die Dosierungen orientieren sich am Krankheitsbild, an der Therapie sowie an der Konstitution des Patienten und sind mit dem behandelnden Arzt abzusprechen. Der Patient sollte sich auch über Risiken und Überdosierungserscheinungen vor allem im Zusammenhang mit Vitamin-A-Präparaten informieren.
Bei gleichzeitiger Einnahme von Enzymen und Antibiotika erhöht sich die antibiotische Wirkung, so daß die Antibiotika-Dosis meist verringert werden kann.

Können Enzympräparate auf Kassenrezept verschrieben werden?

Alle freiverkäuflichen Enzympräparate, die bis zu drei verschiedene Enzyme als Wirkstoffe enthalten, können auf Kassenrezept verordnet werden. Die Kosten erstatten alle gesetzlichen und privaten Krankenkassen. Alle Arzneimittel, die aus mehr als drei Wirkstoffen (Enzymen) bestehen, müssen aus eigener Tasche bezahlt werden, es sei denn, Sie sind Privatpatient. Denn die meisten Privatkassen erstatten auch die Kosten für diese Art von Enzym-Kombinations-Präparaten.

Weitergehende Informationen

Warum verwendet man Enzymgemische?

Jedes Enyzm ist ein Spezialist mit besonderen Fähigkeiten, Stärken und Vorlieben. So sind z.B. die pflanzlichen Enzyme bei höheren Temperaturen und saurem Milieu besonders arbeitsfreudig, die meisten tierischen Enzyme wirken am besten bei normaler Körpertemperatur und normalem Säuregrad. In der Kombination ergänzen sich die verschiedenen Enzyme in ihren Aktivitäten und schaffen ein breiteres Wirkspektrum. Mehrere Enzymarten sind für den Körper besonders hilfreich, denn sie können z.B. große Moleküle gleichzeitig an unterschiedlichen Stellen angreifen und so »Umbauarbeiten« schneller erledigen. Das gleichzeitige Aufgebot an verschiedenen Enzymsorten erzielt so einen größeren Effekt, von dem unser Körper profitiert.

Gibt es Unterschiede in der Qualität und Leistungsfähigkeit bei Enzympräparaten?

Die Enzympräparate bestehen vorwiegend aus pflanzlichen und tierischen Rohextrakten. Ein Gramm eines Enzyms kann, je nach Qualität, durchaus große Unterschiede in seiner Aktivität aufweisen. Um eine vergleichbare Beurteilung der Enzympräparate zu ermöglichen, wird die Enzymaktivität in abgekürzten Maßeinheiten angegeben:

µkat = internationale Maßeinheit
F.I.P. = Fédération Internationale Pharmaceutique
U = Unit (englisch: Einheit)
Ph.Eur. = Europäisches Arzneibuch.

Die Wirksamkeit eines Enzyms bzw. der therapeutische Nutzen ist von der Enzymaktivität abhängig. Sie ist also ein Maß für die Leistungsfähigkeit eines Enzyms und damit ein wesentliches Kriterium für die Qualität. Z.B. ist eine F.I.P.-Lipase-Einheit diejenige Enzymmenge, die unter vorgeschriebenen Testbedingungen einen bestimmten Anteil (Mikroäquivalent) an Fettsäure pro Minute freisetzt.
Je größer die Zahlenangaben vor den Einheiten sind, um so größer ist die »Reaktionsfreudigkeit« des Enzyms. Vereinfacht kann man sagen, daß die Enzyme mit hohen Maßeinheitswerten stärker wirken.

Wie gelangen Enzyme aus den Tabletten zum Zielort?

Enzyme, die wir in Tabletten oder Dragees zu uns nehmen, sind noch nicht aktiv, wenn wir sie schlucken. Sie wandern durch die Speiseröhre und landen zuerst im Magen. Enzympräparate, die im Magen wirken sollen, haben demzufolge den kürzesten und unproblematischsten Weg, zu ihrem Bestimmungsort zu gelangen. Für Produkte, die erst im Darm oder in anderen Körperregionen wirken sollen, sieht das schon anders aus. Damit sie auf ihrem Weg zum »Krankheitsherd« nicht bereits an der ersten Hürde, der Magensäure, scheitern und von ihr zerfressen werden, umgeben die meisten Hersteller ihre »Enzym-Pillen« mit einer magensaft-resistenten Schutzhülle. So gelangen diese ungeschoren in den Darm, wo sie freigesetzt werden.

Aber wie geht es nun weiter? Wie kommen Enzyme aus dem Darm in die Blutbahn?
Indem man Enyzme mit einer Art »Leuchtstoff« versehen hat (sie wurden radioaktiv markiert), konnte man den Wanderweg der Enzyme in Tierkörpern verfolgen. Auf diese Weise gelang der Nachweis, daß Enzyme über die Blut- und Lymphbahnen in den gesamten Körper gelangen. Mit Hilfe spezieller Transportmechanismen, wie z.B. bestimmter Zellen (M-Zellen), die wie eine

»Schleuse« funktionieren, sollen Enyzme über die Darmschleimhaut ins Blut- und Lymphsystem befördert werden. Dieser »Flußweg« ist für die Enzyme enorm wichtig, denn er ermöglicht ihnen erst die freie Fahrt zu den entlegendsten geschädigten Körperregionen.

Der Weg bis zum Zielort ist allerdings mit einigen Hindernissen gepflastert. Schon im Darm beginnt das Gerangel, durch die Barriere der Darmwand zu gelangen. Denn die Möglichkeit, hindurchgeschleust zu werden (Resorption), wird von mehreren Faktoren beeinflußt, wie z.B. der Herkunft der Enyzme, ihrer Konzentration und Aktivität, dem Darmmilieu und dem individuellen Gesundheitszustand. Desweiteren lassen die Kontrollmechanismen unseres Körpers nicht tatenlos zu, daß sich fremde Stoffe so ohne weiteres in seinem Inneren frei bewegen. Sie beauftragen Enzymhemmstoffe, die Antiproteasen, damit, sich an die »Fremdlinge« zu heften. Die bekanntesten Antiproteasen sind a_1*-Antitrypsin* und a_2*-Makroglobulin*, die Angehörige des Immunsystems sind. Sie verbinden sich mit den fremden Enyzmen zu einem Enzym-Antiproteasen-Komplex.

Bis vor kurzem glaubte man noch, daß die Antiproteasen die Enzyme kampfunfähig machen. Heute ist bekannt, daß der Komplex noch aktiv ist, aber ganz bestimmte Bereiche der Enzyme abgedeckt werden, die eventuelle allergische Eiweißreaktionen auslösen könnten (antigene Determinanten). Da die Antiproteasen auch für Transport und Steuerungsaufgaben zuständig sind, dienen sie den Enzymen als »Taxi«, welches sie in die Richtung befördert, wo sie zur Heilung gebraucht werden. Die gleiche Eigenschaft haben auch noch andere Mitglieder des Immunsystems. Sogenannte herumstreunende, vagabundierende Lymphozyten fungieren auch als »Schlepper« für die Enzyme und transportieren sie aus dem Darm in die Blut- und Lymphbahnen.

Wie viele Enzyme letztlich genau am Zielort ankommen, kann durch ein exaktes Zählen nicht ermittelt werden. Es gilt als gesichert, daß prozentual unterschiedliche Enzymmengen vom gesamten Körper aufgenommen werden: z.B. 45 % der Amylase, 39 % des Bromelains, 28 % des Trypsins und 6 % des Papains, was bedeutet, daß im Höchstfall ca. 40 % von der geschluckten Enzymmenge das Heilungsgeschehen unterstützen.

Warum muß man manchmal viele Enyzmtabletten schlucken?

Jeder sträubt sich zurecht gegen die Einnahme von vielen Tabletten. Es gibt jedoch mehrere Gründe, warum gerade in akuten Krankheitsfällen eine größere Anzahl an Enzymtabletten erforderlich ist.

Da die einzelnen Enzymmoleküle relativ groß sind, ist es besonders schwierig, ausreichend viele Moleküle in eine Tablette zu verpacken. Wäre z.B. das Wirkstoffmolekül des Aspirins (Acetylsalicylsäure) so groß wie das Enzym Trypsin, so müßten wir anstatt einer Tablette ca. 200 Aspirin schlucken. Desweiteren gelangen nicht alle Enzyme unbeschadet durch die Darmschleimhaut in die Blut- und Lymphbahnen. Die meisten Enzyme werden zudem im Blut an Antiproteasen gebunden, wodurch sie in ihrer Beweglichkeit beeinträchtigt werden. Durch eine hohe Anzahl an Enzymtabletten soll gewährleistet werden, daß ausreichend viele Enzyme einen raschen Heilungsprozeß ermöglichen können.

Klassifikation der Enzyme: die sechs Enzymgruppen

Hauptklassen mit Untergruppen	**Wirkweisen der Enzymgruppe**
Oxydoreduktasen • Dehydrogenasen • Oxydasen u. Oxygenasen	lösen Sauerstoff und Wasserstoff aus chemischen Substanzen und ermöglichen die biologische Oxydation* und Reduktion*
Transferasen	übertragen ganze Atomgruppen von einem Molekül auf ein anderes
Hydrolasen • Glykosidasen • Esterasen • Proteasen	spalten größere Moleküle, wobei sie Wassermoleküle einlagern oder wegnehmen spalten Zuckermoleküle spalten Fettmoleküle spalten Eiweißmoleküle
Lyasen	bilden oder lösen Doppelbindungen zwischen Atomen durch Anlagerung oder Abspaltung chemischer Gruppen
Isomerasen	bauen Moleküle um; verändern die Molekülstruktur, ohne etwas hinzuzufügen oder wegzunehmen
Ligasen • DNS-Ligasen • Synthetasen • Carboxylasen	fügen bestimmte Molekülgruppen zusammen, wobei sie Energie verbrauchen
*** Oxydation:**	bedeutet nicht nur „Verbrennung“, sondern allgemein den Verlust von Elektronen, bei dem der Körper Energie bereitstellt.
*** Reduktion:**	beschreibt die Aufnahme von Elektronen in Atome oder Atomgruppen.

Hydrolasen – die Enzymfamilie in Heilmitteln

Enzyme	Wirkweise	Enzymgruppe	gewonnen aus
Bromelain	spaltet Eiweiß	Proteasen	Ananasfrucht
Papain	spaltet Eiweiß	Proteasen	Milchsaft der Melonenbaum-Frucht
Trypsin	spaltet Eiweiß	Proteasen	Bauchspeicheldrüsen vom Rind
Chymotrypsin	spaltet Eiweiß	Proteasen	Bauchspeicheldrüsen vom Rind oder Schwein
Pepsin	spaltet Eiweiß	Proteasen	Magenschleimhautdrüsen von Säugetieren
Pankreatin			Bauchspeicheldrüsen von Rind oder Schwein
• Protease	spaltet Eiweiß	Proteasen	
• Amylase	spaltet Zucker	Glykosidasen	
• Lipase	spaltet Fette	Esterasen	
Pilzenzyme			*Aspergillus oryzae* (Schlauchpilz)
• Protease	spaltet Eiweiß	Proteasen	
• Amylase	spaltet Zucker	Glykosidasen	
• Cellulase	spaltet Zellulose	Glykosidasen	
• Rhizolase	spaltet Fette	Esterasen	*Rhizopus arrhizus (Pilz)*

Wirkweisen und besondere Stärken der Enzyme in Heilmitteln

■ = besonders gut ❑ = gut

Wirkweisen hydrolytischer Enzyme in Heilmitteln	**Bromelain**	**Papain**	**Trypsin**	**Chymotrypsin**	**Pankreatin**
Beschleunigen den Abbau von Schwellungen und verhindern Neubildung	■	❑	❑		
Fördern die Heilung von akuten und chronischen Entzündungen	■	❑	❑		■
Beschleunigen die Wundheilung und Geweberestauration	❑	❑	❑		
Lösen abgestorbenes Zellmaterial ab		■			
Bauen großmolekulare Stoffe ab	❑	❑	❑	❑	❑
Neutralisieren Bakterientoxine			❑		
Lösen Mikro-Blutgerinnsel auf und verbessern die Durchblutung			■	❑	
Beeinflussen die Fließeigenschaft des Blutes	❑	❑	❑		
Hemmen die Ablagerung von Blutplättchen an Gefäßwänden			❑	❑	
Beeinflussen Schlüsselfunktionen des Immunsystems	■	■	■		
Spalten Immunkomplexe jeder Größe und bauen sie ab	❑	■			
Reduzieren »krankmachende« Immunkomplexe	❑	■			
Hemmen die Bindung der Komplementeinheit C1q an die Immunkomplexe und verhindern die Komplement-Aktivierung		❑	■		
Stimulieren Makrophagen und natürliche Killerzellen	❑	❑	❑	❑	❑
Enttarnen Viren und Tumorzellen und machen sie für die Immunabwehr sichtbar	❑	■	■	❑	
Regulieren Zellbotenstoffe (Zytokine)	❑				
Hemmen Adhäsionsmoleküle	■		❑		
Aktivieren Regenerationsprozesse und beschleunigen Heilungsvorgänge	❑	❑	❑	❑	
Lindern Schmerzen	❑	❑	❑	❑	
Erhöhen Antibiotikaspiegel	❑		❑		

Gesundheitsstörungen und hilfreiche Enzyme

Wogegen wirken welche Enzyme besonders gut?

■ = besonders gut ❑ = gut

Gesundheitsstörungen	**Enzyme**				
	Bromelain	**Papain**	**Trypsin**	**Chymotrypsin**	**Pankreatin** Protease Amylase Lipase
Vorbeugung: Stärkung des Immunsystems, Altersbeschwerden	❑	❑	❑	❑	❑
Muskelkater, Verletzungsfolgen	■		■	❑	
Verletzungen: Prellung, Verstauchung	■	❑	■	❑	❑
Bluterguß			■	■	
Offene Wunden	❑	❑	❑	❑	❑
Venenleiden: Kompression + Venenentzündungen Venenthrombosen »Offene Beine«	■	❑	■	■	■
Lymphgefäßstörungen: »Dicke Beine«, Lymphödem Sekundäres Lymphödem	■	❑	■	■	■
Akute und chronische Entzündungen: Nebenhöhlenentzündung Bronchitis	■	❑	■	❑	❑
Adnexitis Prostataleiden Harnwegsinfekte	■		■		
Virus-Infektionen: Herpes simplex Gürtelrose Chronisches Müdigkeitssyndrom		■	■	■	
Rheuma: Aktivierte Arthrose	■	■	■		
Weichteilrheuma	■	❑	■		
Reaktive Arthritis Morbus Bechterew	■	■	■		
Autoimmunkrankheiten: Rheumatoide Arthritis - cP	■	■	■	❑	
Morbus Crohn Colitis ulcerosa		■	■	❑	
Multiple Sklerose	■		■		
Tumorerkrankungen		■	■		

Heilmittel und ihre Enzyme

Heilmittel	**Enzyme**				
	Bromelain	**Papain**	**Trypsin**	**Chymotrypsin**	**Pankreatin** Protease Amylase Lipase
Bromelain-POS Proteozym traumanase	■				
Phlogenzym	■		■		
Alph-Intern			■	■	
WOBE-MUGOS Th		■	■		
Mulsal	■	■	■		
WOBE-MUGOS E		■	■	■	
Wobenzym N	■	■	■	■	■
Enzym-Wied	■	■	■	■	■
Magen-/ Darmpräparate	**Pepsin**	**Pepsin + Säure**		**Pankreatin** Protease Amylase Lipase	**Pilzenzyme** Protease Amylase - Cellulase - Rizolipase
Magenwirksame: Heilmittel s. Seite 103	■	■			
Darmwirksame: Heilmittel s. Seite 104ff.				■	■
Magen- und Darmwirksame: Heilmittel s. Seite 108f.				■	■
Salben	**Bromelain**	**Papain**	**Trypsin**	**Chymotrypsin**	
WOBE-MUGOS E		■	■	■	
Wobenzym N	■		■		

Weitere Informationen zu den Produkten entnehmen Sie der Präparate-Übersicht, Seite 102f.

Liste der in Apotheken erhältlichen Enzympräparate

1. Magenwirksame Enzympräparate

2. Darmwirksame Enzympräparate
   - Monopräparate
   - Kombinationspräparate

3. Magen- und Darmwirksame Enzymmittel

4. Enzympräparate gegen verschiedene Erkrankungsformen

5. Enzymsalben zur Wundheilung

Darreichungsformen

Tablette: Arzneistoff ist mit Hilfsstoffen gepreßt.
Filmtablette: Tablette ist mit einer dünnen Lackschicht überzogen.

Dragee: Tablette ist mit Zuckerguß überzogen.
Filmdragee: entspricht Filmtablette.
Manteldragee: Tablette, die von einer Tablette umgeben ist (ummantelt) und mit Zuckerguß überzogen wird.

Kapseln: Hülle aus Gelatine, enthält in der Regel arzneistoffhaltige Pulver oder Pellets.

Pellets: arzneistoffhaltige kleine Kügelchen, in der Regel in Kapseln abgefüllt.

Granulat: arzneistoffhaltige Körnchen.

Tropfen: flüssige Arzneiform.

Klistier: Einlauf, zur Einführung in den Enddarm.

forte: der Wirkstoff in so bezeichneten Mitteln ist doppelt oder mehrfach so hoch konzentriert wie in der Normalform.
compositum: bezeichnet in der Regel eine Arzneiform, die mehrere Wirkstoffe enthält.

Magenwirksame Enzympräparate

Anwendungsgebiete:
Magenbeschwerden durch Fehlverdauung, Völlegefühl, Appetitlosigkeit, verminderte Magensäure

Abkürzungen: + = auch zusätzlich anzuwenden, neben den oben genannten Anwendungsgebieten
E = Maßeinheit für die Enzymaktivität, NW = Nebenwirkungen
S = Enzymextrakt aus der Magenschleimhaut vom Schwein

Heilmittel **Firma**	**Darreichungs-form**	**Wirkstoffe**	**Hinweise/** **Anwendungsgebiete s.o.**
Die nachfolgenden Produkte sollten bei vorliegendem Reizmagen, der durch eine übergroße Produktion von Magensaft verursacht wird, nicht eingenommen werden.			
Herzpunkt Pepsinwein Sebapharma	Wein	Pepsin 0,25 g/100ml	alkoholhaltig!
Pepsinwein Blücher-Schering	Wein	Pepsin 0,2 g/100 ml	alkoholhaltig!
Pepsinwein Blücher-Schering	Wein	Pepsin 0,3 g/100 ml	für Diabetiker geeignet, alkoholhaltig!
Citropepsin Byk Gulden	Tabletten	Pepsin 15 Protease-E, 352 mg Zitronensäure	+ bei Säuremangel
Citropepsin forte Byk Gulden	Dragees	Pepsin 150 Protease-E, 300 mg Zitronensäure	+ bei akuter oder chron. Verdauungsschwäche und Säuremangel
Pepzitrat N Berlin Chemie	Dragees	Pepsin 6,3 Protease-E, 91,4 mg Zitronensäure	+ bei Säuremangel, Durchfall, Magenschleimhautentzündung, **nicht** bei Reizmagen
Enzynorm Nordmark	Bohnen	Pepsin-S 40 Protease-E, 300 mg Salzsäure 10%	+ s.o., **nicht** bei Schweinefleischallergie
Enzynorm forte Nordmark	Dragees	Pepsin-S, 190 Proteinase-E, 500 mg Salzsäure 10%	+ s.o., auch bei Gallenblasen- und Lebererkrankungen, Verdauungsschwäche im Alter **NW**: vereinzelt Magenschmerzen oder Übelkeit

Pepsin: das Enzym wird aus einem Magenschleimhautextrakt von Schweinen, Kälbern oder Schafen gewonnen.

Pepsin-S: die so bezeichneten Wirkstoffe sollten nicht eingenommen werden, wenn eine Schweinefleisch-Allergie bekannt ist.

Alle oben genannten Präparate enthalten zusätzliche Hilfsstoffe, die nicht aufgeführt sind.

Darmwirksame Enzympräparate

Anwendungsgebiete:
Oberbauchbeschwerden; chronische Verdauungsstörungen durch Enzymmangel, bedingt durch Funktionsstörung der Bauchspeicheldrüse; Völlegefühl; Blähungen; Übelkeit

1. Monopräparate

Abkürzungen: + = auch zusätzlich anzuwenden, neben den oben genannten Anwendungsgebieten
E = Maßeinheit für die Enzymaktivität, msr = magensaftresistente Hülle, NW = eventuelle Nebenwirkungen, S = Enzymextrakt aus der Magenschleimhaut vom Schwein

Heilmittel Firma	Darreichungs- form	Wirkstoffe	Hinweise/ Anwendungsgebiete s.o.
Nachfolgend aufgeführte Präparate dürfen **nicht** eingenommen werden: bei einer akuten Entzündung der Bauchspeicheldrüse oder während eines akuten Schubes einer chronischen Bauchspeicheldrüsenentzündung oder einer Überempfindlichkeit gegen tierische Eiweißstoffe.			
Bilipeptal mono Palmicol	Filmtabletten, msr	Pankreatin 250 mg	Anwendungsgebiete s.o., **nicht** bei Kindern mit Mukoviszidose
Cholspasminase N Lipha	Filmtabletten, msr	Pankreatin-S	Anwendungsgebiete s.o.
Cotazym - 10000 Thiemann	Kapseln, msr	Pankreatin 154,4 mg	Anwendungsgebiete s.o
Cotazym - 20000 Thiemann		Pankreatin 308,7 mg	
Digest Merz forte Merz & Co	Kapseln, msr	Pankreatin 291-376,5 mg	Anwendungsgebiete s.o.
Enzymed N Medice	Filmtabletten, msr	Pankreatin 400 mg	**nicht** bei Kindern mit Mukoviszidose
Euflat-E Südmedica	Filmtabletten, msr	Pankreatin 120-143 mg	Anwendungsgebiete s.o.
Festal N Klosterfrau	Dragees	Pankreatin 192 mg	**NW:** allergische Reaktionen oder Niesen
Hevertozym forte Hevert	Filmtabletten, msr	Pankreatin 20000 E	+ bei chronischer Bauchspeicheldrüsenentzündung, Gallenblasenerkrankung, Mukoviszidose
Kreon - 25000 Kali-Chemie	Kapseln, msr	Pankreatin-S 300 mg	+ bei chronischer Bauchspeicheldrüsenentzündung, Gallenblasenerkrankung, Mukoviszidose

Heilmittel Firma	Darreichungsform	Wirkstoffe	Hinweise/ Anwendungsgebiete s.o.
Kreon - 40000 Kali-Chemie	Pellets, msr	Pankreatin-S 1200 mg	s.o.
Kreon für Kinder Kali-Chemie	Pellets, msr	Pankreatin-S 60,36 mg	s.o.
Kreon Kali-Chemie	Granulat, msr	Pankreatin-S 825 mg	s.o.
Meteophyt forte OTW	Dragees	Pankreatin-S 250 mg	**nicht** bei Kindern mit Mukoviszidose
Mezym forte Berlin-Chemie	Filmtabletten	Pankreatin	auch bei Kindern mit Mukoviszidose
Mineatin Mulli	Filmtabletten, msr	Pankreatin-S 30-50 mg	Anwendungsgebiete s.o.
Nutrizym N Cascan	Filmtabletten	Pankreatin 200-266,67 mg	Anwendungsgebiete s.o.
Ozym 10000 **Ozym 20000** Trommsdorff	Kapseln, msr Kapseln, msr	Pankreatin-S 150, 15 mg Pankreatin-S 300, 30 mg	**nicht** bei Mukoviszidose **NW:** allergische Reaktionen
Pangrol 10000 **Pangrol 20000** **Pangrol 25000** Berlin-Chemie	Kapseln	Pankreatin-S	+ bei chronischer Bauchspeicheldrüsenentzündung und Mukoviszidose; **NW:** allergische Reaktionen
Pankreatan N Zyma	Filmtabletten, msr	Pankreatin 150 mg	+ bei chronischer Bauchspeicheldrüsenentzündung und Mukoviszidose; **NW:** allergische Reaktionen
Pankreatan forte N Zyma	Filmtabletten, msr	Pankreatin 600 mg	s.o.
Pankreatin 20000 Laves	Filmtabletten, msr	Pankreatin 250 mg	Anwendungsgebiete s.o.
Pankreatin – ratiopharm 20000 ratiopharm	Filmtabletten	Pankreatin-S 200 mg	Anwendungsgebiete s.o.
Pankreon 10000	Filmtabletten	Pankreatin 250 mg	Anwendungsgebiete s.o.
Pankreon 700 **Pankreon** **Pankreon** Kali-Chemie	Filmtabletten Granulat Pulver	Pankreatin 700 mg Pankreatin 980 mg Pankreatin 850 mg	
Panpur 30000 Nordmark	Filmtabletten, msr	Pankreatin-S 345-460 mg	**nicht** bei Mukoviszidose,
Panzynorm forte N Nordmark	Filmtabletten, msr	Pankreatin-S	**nicht** bei Mukoviszidose,
Panzytrat 10000 **Panzytrat 25000** **Panzytrat 40000** Nordmark	Kapseln, msr Kapseln, msr Kapseln, msr	Pankreatin-S Pankreatin-S	+ bei Gallenblasenerkrankung, **nicht** bei Mukoviszidose

2. Kombinationspräparate

Abkürzungen: + = auch zusätzlich anzuwenden, neben den oben genannten Anwendungsgebieten
E = Maßeinheit für die Enzymaktivität, msr = magensaftresistente Hülle, NW = eventuelle Nebenwirkungen, S = Enzymextrakt aus der Magenschleimhaut vom Schwein

Heilmittel Firma	Darreichungsform	Wirkstoffe	Hinweise/ Anwendungsgebiete s.o.
Nachfolgend aufgeführte Präparate dürfen **nicht** eingenommen werden: bei einer akuten Entzündung der Bauchspeicheldrüse oder während eines akuten Schubes einer chronischen Bauchspeicheldrüsenentzündung oder einer Überempfindlichkeit gegen tierische oder pflanzliche Eiweißstoffe.			
Chola-Mapain Jura	Dragees	Pankreatin 2 mg, Pilzamylase, Papain 10 mg, Fel Tauri 7 mg, + Pflanzenextrakte	**nicht** bei schweren Leberfunktionsstörungen, Verschluß der Gallenwege, hepatischem Koma, Darmverschluß
Digest Merz Merz & CO	Filmtabletten	Pankreatin-S 115-144 mg, Extrakt aus jav. Gelbwurz, Dimeticon 50 mg	+ bei vermindertem Gallenfluß; **nicht** bei Verschluß der Gallenwege
Enzym gallo Sanol Sanol	Tabletten	Pankreatin-S 400 mg, Pilzenzyme 100 mg, Cellulase 300 E, Fel Tauri 27-30 mg	+ bei Problemen durch zellulosehaltige Kost, Verstopfung; **nicht** bei Verschluß der Gallenwege, Darmverschluß, Schwangerschaft
Enzym-Lefax forte Asche	Filmdragees	Pankreatin 300 mg, Dimeticon 40 mg	Anwendungsgebiete s.o.
Enzym-Hepaduran V Zwintscher Pharma	Dragees	Pankreatin-S 200 mg, Pflanzenextrakte	**nicht** bei Gallenleiden, Verschluß der Gallenwege, Stoffwechselerkrankungen
Enzym-Harongan Schwabe	Manteldragees	Pankreatin 150 mg + Pflanzenextrakte	+ bei Magen- und Leber-bedingten Verdauungsstörungen; **nicht** bei Leberfunktionsstörungen, Verschluß der Gallenwege, Darmverschluß
Esberizym N Scharper & Brümmer	Dragees	Pankreatin-S, Bromelain 60 E, Dimeticon 40 mg	+ bei Entgasung des Darms
fermento duodenal Sanol	Kapseln, msr	Pankreatin-S 400 mg, Simethicon 41,7 mg	+ bei Kostumstellung und im höheren Alter und bei eingeschränktem Kauvermögen
Helopanflat N Knoll	Dragees	Pankreatin-S 150 mg, Simethicon 42 mg	+ bei Blähungen, beim Luftschlucken; **NW:** Allergien

Heilmittel Firma	**Darreichungsform**	**Wirkstoffe**	**Hinweise/ Anwendungsgebiete s.o.**
Luizym Luitpold	Tabletten	Pilzenzyme 250 mg	+ bei Brechreiz und/oder Durchfall bei Säuglingen
Nortase Asche	Kapseln	Rizolipase 7000 E, Pilzamylase 700 E, Pilzprotease 10000 E	Anwendungsgebiete s.o.; **NW:** Durchfall, Übelkeit, Verstopfung, Oberbauchbeschwerden
Spasmo-Canulase N Wander-Pharma	Manteltabletten	Pankreatin-S 100 mg, Metixen-HCL 1 mg, Dimeticon 20 mg	+ bei Magen-/Darmbeschwerden, Krämpfen, Blähungen; **nicht** in der Schwangerschaft, Stillzeit
Ventracid N Repha	Dragees, msr	Pankreatin, Extrakt aus Gelbwurzel 20 mg, Natriumhydrogencarbonat 130 mg	Anwendungsgebiete s.o.; **nicht** bei Störungen des Säure-Basen-Haushalts

Pankreatin: besteht aus den Enzymen *Protease, Amylase, Lipase*. Sie werden aus einem Bauchspeicheldrüsenextrakt von Rindern und Schweinen gewonnen.

Pankreatin-S: die so bezeichneten Wirkstoffe sollten nicht eingenommen werden, wenn eine Schweinefleisch-Allergie bekannt ist.

Pilzenzyme: werden aus dem Schlauchpilz *Aspergillus oryzae* gewonnen und bestehen aus *Cellulase, Protease, Amylase.*

Rizolipase: Enzym aus dem Pilz *Rhizopus arrhizus,* spaltet Fette.

Papain und Bromelain: pflanzliche Enzyme aus Ananas und Milchsaft von unreifen Früchten des Melonenbaumes.

Fel Tauri: Extrakt aus Ochsengalle.

Metixen-HCL: krampflösendes Mittel.

Natriumhydrogencarbonat: säurebindendes Mittel.

Mukoviszidose: angeborene Stoffwechselkrankheit.

Dimeticon und Simethicon: vermindern Schaumbildung der Gasbläschen bei Blähungen.

Alle oben genannten Präparate enthalten zusätzliche Hilfsstoffe, die nicht aufgeführt sind.

Magen- und Darmwirksame Enzympräparate

Anwendungsgebiete:
Verdauungsstörungen und Beschwerden bei Magen- und/oder Darm-, Leber-, Gallenleiden

Abkürzungen: + = auch zusätzlich anzuwenden, neben den oben genannten Anwendungsgebieten
E = Maßeinheit für die Enzymaktivität, msr = magensaftresistente Hülle,
NW = eventuelle Nebenwirkungen

Heilmittel **Firma**	**Darreichungs-form**	**Wirkstoffe**	**Hinweise/** **Anwendungsgebiete s.o.**
Nachfolgend aufgeführte Präparate dürfen **nicht** eingenommen werden: bei einer akuten Entzündung der Bauchspeicheldrüse oder während eines akuten Schubes einer chronischen Bauchspeicheldrüsenentzündung oder einer Überempfindlichkeit gegen tierische Eiweißstoffe.			
Combizym Luitpold	Dragees	Pankreatin, Pilzenzyme	+ nach schwerverdaulicher Kost, bei behindertem Kauvermögen, Blähungen, Verdauungsproblemen im Alter; **nicht** bei Pilzallergie
Combizym compositum Luitpold	Dragees	Pankreatin 400 mg, Pilzenzyme 120 mg, Fel Tauri 60 mg	s.o.
Combizym forte Luitpold	Filmtabletten	Pankreatin 700 mg, Pilzenzyme 120 mg	s.o., + bei Störungen der Fettverdauung
Elzym Luitpold	Kapseln	Pilzenzyme 120 mg, Simethicon 100 mg, Ethaverin-HCL 25 mg	+ bei Hochdruck durch Blähungen, auch bei Luftschlucken; **nicht** bei Glaukom
Enzym-Lefax N Asche	Kautabletten	Pankreatin 50 mg, Simethicon 41,2 mg	Anwendungsgebiete s.o.
Hevert-Enzym novo Hevert	Dragees	Pankreatin 20 mg, Trypsin 0,8 mg, Dimeticon 30 mg	+ bei Blähungen und Völlegefühl; **nicht** bei Mukoviszidose
Pascopankreat novo Pascoe	Filmtabletten-rot, Filmtabletten-gelb	Pankreatin 100-135 mg, Extrakt aus Wermutkraut 40 mg und Condurangorinde 33 mg	+ bei Störungen des Dünndarms mit Blähungen, Appetitlosigkeit; **NW:** Allergie
Stacho-Zym N Kattwiga	Dragees	Pankreatin 100 mg, Pilzenzyme	+ bei Aufstoßen, Brechreiz, und/oder Durchfall, Appetitlosigkeit
Unexym MD Repha	Manteldragees	Pankreatin, Papain 30 E, Betain-Hcl 150 mg	+ bei Hockdruck durch Blähungen, Aufstoßen, Brechreiz, und/oder Durchfall, Appetitlosigkeit

Pankreatin: besteht aus den Enzymen *Protease, Amylase, Lipase.* Sie werden aus einem Bauchspeicheldrüsenextrakt von Rindern und Schweinen gewonnen.

Pilzenzyme: werden aus dem Schlauchpilz *Aspergillus oryzae* gewonnen und bestehen aus: *Cellulase, Protease, Amylase.*

Trypsin: Enzym aus der Bauchspeicheldrüse des Rindes.

Fel Tauri: Extrakt aus Ochsengalle.

Simethicon und Dimeticon: vermindern Schaumbildung der Gasbläschen bei Blähungen.

Betain-HCL: Säuerungsmittel.

Ethaverin-HCL: krampflösendes Mittel.

Glaukom: grüner Star.

Alle oben genannten Präparate enthalten zusätzliche Hilfsstoffe, die nicht aufgeführt sind.

Enzympräparate gegen verschiedene Erkrankungsformen

Akute und chronische Entzündungen, Infektionskrankheiten, Venenerkrankungen rheumatische Erkrankungsformen, Verletzungen und Wunden, Autoimmunkrankheiten, Tumorerkrankungen

Abkürzungen: chron. = chronisch; HNO = Hals-Nasen-Ohren; msr = magensaftresistente Hülle
NW = eventuelle Nebenwirkungen;
F.I.P.-E, Ph.Eur.-E und µkat = Maßeinheiten, die die jeweilige Aktivität des Enzyms angeben

Heilmittel Firma	Darreichungs-form	Wirkstoffe	Anwendungsgebiete
Die nachfolgend aufgeführten Präparate sollten **nicht** eingenommen werden: bei Eiweißallergie; bei Blutgerinnungsstörungen, Bluterkrankeit; bei schweren Organschäden; kurz vor Operationen; von Dialysepatienten; von Patienten, die gerinnungshemmende Medikamente einnehmen; von Schwangeren und stillenden Müttern.			
Bromelain – POS Ursapharm	Tabletten msr	Bromelain 500 F.I.P.-E	Entzündungen aller Art mit Schwellung **NW:** allergische Reaktionen und flüssiger Stuhl
Proteozym Wiedemann Pharma	Dragees, msr	Bromelain 45 mg 225 F.I.P.-E	Entzündung mit Schwellung; akute Schwellungszustände nach Verletzungen und Operationen; nichtbakterielle Schleimhautschwellungen **NW:** Magenprobleme, Durchfall, allergische Reaktionen
traumanase Rhone-Poulenc-Rorer	Dragees, msr	Bromelain 20 mg, 50 F.I.P.-E	Entzündungen aller Art mit Schwellung: in der Sportmedizin, Orthopädie, Inneren Medizin, Phlebologie, Gynäkologie, Dermatologie, Urologie, Zahnmedizin **NW:** Rötung, Juckreiz
traumanase forte Rhone-Poulenc-Rorer	Dragees, msr	Bromelain 40 mg, 100 F.I.P.-E	s.o.

Heilmittel **Firma**	**Darreichungs-** **form**	**Wirkstoffe**	**Anwendungsgebiete**
Phlogenzym Mucos	Filmtabletten, msr	Bromelain 90 mg, 450 F.I.P.-E, Trypsin 48 mg, 24 µkat, Rutosid 100 mg	Verletzung mit Schwellung und Entzündung; rheumatische Erkrankungen: Weichteilrheuma, entzündliche Schübe bei Gelenks- und Wirbelsäulenerkrankungen; Durchblutungsstörungen, Beingeschwüre, Entzündung der Venen und Lymphgefäße; Entzündungen der Atemwege, der Harn- und Geschlechtsorgane, der Verdauungsorgane, der Haut; **NW:** Stuhlveränderung in Farbe und Geruch, Rötung
Alph-Intern Wölfer	Filmtabletten	Trypsin 10 mg, 5 µkat, Chymotrypsin 3 mg, 15 µkat	Vorbeugung und Therapie von Entzündungen im HNO-Bereich, Urologie, Gynäkologie; bei Verletzungen mit Schwellung, Bluterguß, Zerrungen; Venenentzündungen; **NW:** allergische Reaktionen
WOBE-MUGOS Th Mucos	Klistiertabletten	Papain 100 mg, 270 F.I.P.-E, Trypsin 40 mg, 29 µkat, Kalbsthymus 40 mg	Langzeittherapie bei bösartigem Tumor vor bzw. nach Operation, begleitend bei Strahlentherapie, Vorbeugung vor Metastasen; bei Virusinfektionen und Entzündungen; **nicht** während der Schwangerschaft **NW:** selten allergische Reaktionen
Mulsal Mucos	Dragees, msr	Bromelain 45 mg, 225 F.I.P.-E, Papain 60 mg, 164 F.I.P.-E, Trypsin 24 mg, 12 µkat	Rheumatische Erkrankungen: reaktive Arthritis, rheumatoide Arthritis (cP), Morbus Bechterew; bei chronischen Entzündungen und Schwellungen; auch bei Störungen des Immunabwehrsystems; **NW:** Stuhlveränderung in Farbe und Geruch, Rötung

+ Weihrauch Tabletten (Schweiz) (Griechenland)

Heilmittel Firma	Darreichungs- form	Wirkstoffe	Anwendungsgebiete
WOBE-MUGOS E Mucos	Tabletten, msr	Papain 100 mg, 270 F.I.P.-E, Trypsin 40 mg, 29 µkat, Chymotrypsin 40 mg, 200 µkat	Virusinfektionen und Entzündungen; Langzeittherapie bei bösartigem Tumor vor bzw. nach Operation, begleitend bei Strahlentherapie, Vorbeugung vor Metastasen; **nicht** während der Schwangerschaft **NW:** allergische Reaktionen
Wobenzym N Mucos	Dragees	Bromelain 45 mg, 225 F.I.P.-E, Papain 60 mg, 164 F.I.P.-E, Trypsin 24 mg, 12 µkat, Chymotrypsin 1 mg, 5 µkat, Pankreatin 100 mg, 300 Protease Ph.Eur.E., Rutosid 50 mg	Venenentzündung, Thrombosen; Entzündungen im HNO-Bereich: Nebenhöhlen-, Mittelohrentzündung; Entzündungen der Atmungsorgane, Bronchitis; Entzündungen der Verdauungsorgane: Leber, Darm Bauchspeicheldrüse; Entzündungen der Harn- und Geschlechtsorgane; Entzündungen von Venen, Arterien und Lymphgefäßen; Durchblutungsstörungen; Entzündungen bei rheumatischen Erkrankungen; Entzündungen nach Verletzungen, Entzündungen der Haut, offene Wunden; Beingeschwüre; entzündliche Schwellungen; **NW:** Stuhlveränderung in Farbe und Geruch, Rötung
Enzym-Wied Wiedemann	Dragees	Bromelain 45 mg, Papain 60 mg, Trypsin 24 mg, Chymotrypsin 1 mg, Pankreatin 100 mg, Amylase 10 mg, Lipase 10 mg, Rutin 50 mg	Venenentzündung, Arteriosklerose, Thrombose, Bronchitis, Hämorrhoiden, Entzündung und Schwellung auch der Harn- und Geschlechtsorgane, Verletzung, Bluterguß; **NW:** Stuhlveränderung in Farbe und Geruch, allergische Reaktionen

Bromelain: Enzym aus der Ananasfrucht.

Papain: Enzym aus dem Milchsaft unreifer Früchte des Melonenbaumes.

Trypsin, Chymotrypsin: Enzyme aus Extrakten der Bauchspeicheldrüse von Rindern oder Schweinen.

Pankreatin *(bestehend aus: Protease, Amylase, Lipase):* Enzymgemisch aus Extrakten der Bauchspeicheldrüse von Schweinen oder Rindern.

Rutosid oder Rutin: gefäßabdichtender Wirkstoff aus Grünpflanzen (Raute, Zitrone).

Alle oben genannten Präparate enthalten zusätzliche Hilfsstoffe, die nicht aufgeführt sind.

Enzymsalben zur Wundheilung

Abkürzungen: U und µkat und F.I.P.-E = Maßeinheiten für die Enzymaktivität
NW = eventuelle Nebenwirkungen

Heilmittel Firma	Darreichungsform	Wirkstoffe	Hinweise/ Anwendungsgebiete
WOBE-MUGOS E Mucos	Salbe	Papain 2 mg, 5,4 F.I.P.-E, Trypsin 0,8 mg, 0,6 µkat, Chymotrypsin 0,8 mg, 4 µkat, enthalten in 1 g Salbe	bei Herpes, Gürtelrose, Entzündungen der Haut, schlecht heilenden Wunden, Abszessen, Fisteln, Nagelbettentzündung, Oberflächentumoren; **nicht** in offene Wunden, nur an Wundrand; **NW:** allergische Reaktionen
Wobenzym N Mucos	Salbe	Bromelain 4,5 mg, 22,5 F.I.P.-E, Trypsin 2,4 mg, 1,7 µkat, enthalten in 1 g Salbe	Entzündung von Gelenken, Sehnen, Schleimbeutel, Muskulatur; Hautentzündungen, Ausschläge, Akne, Furunkel, Schwellung und Entzündung durch Verletzungen; rheumatische Erkrankungen, Verdickung und Entartung der Haut; schlechtheilende Wunden, Geschwüre, Narben; bei Strahlenschäden; **nicht** auf Schleimhäute auflegen, **nicht** in offene Wunden, **nicht** bei Eiweißallergie; **NW:** allergische Reaktionen, kurzfristige Flächenblutung bei Auflösung von abgestorbenem Gewebe

Papain: Enzym aus der Ananas.
Bromelain: Enzym aus dem Milchsaft unreifer Früchte des Melonenbaumes.
Trypsin, Chymotrypsin: Enzyme aus Extrakten der Bauchspeicheldrüse von Rindern oder Schweinen.

Alle oben genannten Präparate enthalten zusätzliche Hilfsstoffe, die nicht aufgeführt sind.

Adressen von Informationsstellen

Folgende Institutionen beantworten Ihre Fragen und bieten Ihnen kostenlose Informationen:

Deutsche Schmerzhilfe e.V.
Woldsenweg 3
20249 Hamburg
Tel: 040/465646

Deutsche Hämophilie-Gesellschaft zur Bekämpfung von Bluterkrankheiten e.V.
Bundesberatungsstelle
Halenseering 3
22149 Hamburg
Tel: 040/6722970

Deutsche Multiple Sklerose Gesellschaft e.V.
Bundesverband
Vahrenwalderstraße 205–207
30165 Hannover
Tel: 0511/633023

Institut für Ernährungsberatung und Diätetik
Moorenstraße 5
40225 Düsseldorf
Tel: 0211/348216 oder 3117872

Deutsche Morbus Crohn – Colitis Ulcerosa Vereinigung (DCCV) e.V.
Paracelsusstraße 15
51375 Leverkusen
Tel: 0214/75957

Deutsche Rheuma-Liga e.V.
Rheinallee 69
53173 Bonn
Tel: 0228/957500

Initiative Venengesundheit
Geleitstraße 25
60599 Frankfurt/Main
Tel: 069/6032028

Krebs-Informationsdienst (KID)
Deutsches Krebsforschungszentrum
Im Neuenheimer Feld 280
69120 Heidelberg
Tel: 06221/410121

Arbeitskreis Pro Enzyme
Kanalstraße 17
80538 München
Tel: 089/29160115

Deutsche Gesellschaft Venen e.V.
Postfach 1810
90007 Nürnberg
Tel: 0911/5988600

Deutsche Interessengemeinschaft für Kinder mit Phenylketonurie (PKU) und verwandten angeborenen Stoffwechselstörungen e.V.
Hans-Jörg Schmidt
Adlerstraße 6
91077 Kleinsendelbach
Tel: 09126/4453

Glossar

Adaptation: Anpassung, z.B. an wechselnde Umweltbedingungen. 12
Adnexitis: Entzündungen des Eileiters und der Eierstöcke. 66
Akrosin: Enzym in der Samenzelle des Mannes, das zur Befruchtung der weiblichen Eizelle notwendig ist. 23
aktivierte Arthrose: wenn an abgenutzten Gelenken Entzündungen und Schwellungen entstehen. 78
Aminosäuren: Biomoleküle, aus denen Eiweißkörper aufgebaut sind. 13
Aminosäurensequenz: bezeichnet die Reihenfolge der aneinandergeketteten Aminosäuren in einem Eiweißmolekül. 13
Amylasen: Körperenzyme, die Zuckermoleküle (Kohlenhydrate) spalten. Enzyme in Heilmitteln, die aus Extrakten von Säugetierzellen oder Pilzen gewonnen werden. 20
Anämie: Blutarmut (z.B. durch Vitamin-B_{12}-Mangel). 17
Anazidität: Fehlen von Magensäure. 50
Antigene: Sammelbegriff für alle Körperschadstoffe und körperfremden Substanzen. 29
Antikörper: erkennen und ergreifen Schadstoffe, körperfremde Substanzen und Krankheitserreger. 29
Arteriosklerose: Gefäßverkalkung. 17
Arthrose: rheumatische Erkrankung; entsteht durch Abnutzung der Gelenke. 78
Atome: kleine Bausteinchen eines chemischen Elements (griech. »unteilbar«). 11
Autoaggressions- oder Autoimmunkrankheiten: Krankheiten, die durch Fehlsteuerungen unserer Immunabwehrkräfte entstehen, bei denen der Körper eigenes, gesundes Gewebe angreift und zerstört (griech. »gegen sich selbst«). 82
B-Lymphozyten: Immunzellen, die Antikörper bilden. 29
Bromelain: pflanzliches Enzym, das aus der Ananasfrucht gewonnen wird. 42
Bronchitis: Schleimhautentzündung der Bronchien. 65
Cellulase: Körperenzym, das die Zellsubstanz Zellulose spaltet. Enzym in Heilmitteln wird aus dem Schlauchpilz *Aspergillus oryzae* gewonnen. 51
Chymotrypsin: Körperenzym, das Eiweiß spaltet. Enzym in Heilmitteln wird aus Extrakten der Bauchspeicheldrüse von Rindern oder Schweinen gewonnen. 98
Co-Enzym: benötigt unser Körper zur Bildung einiger Enzyme. 16
Co-Enzym-Q (oder Ubichinon): ist wichtiger Bestandteil für die Zellatmung und Zellaktivität. 17
chronische Krankheiten: schleichend verlaufende Krankheitsprozesse. 36, 37
chronische Polyarthritis: siehe »rheumatoide Arthitis«. 82
Colitis ulcerosa: chronisch entzündliche Darmerkrankung, bei der die Schleimhaut des Dickdarms geschädigt ist. 85
Diarrhoe: Durchfall. 50
Distorsion: Verstauchung. 52
Ekzem: spezifischer, chronischer Hautausschlag. 59
Enzyme: sind einfache oder zusammengesetzte Eiweißmoleküle, die nur in lebenden Organismen gebildet werden und alle biochemischen Reaktionen um ein Millionenfaches beschleunigen können. Sie steuern alle lebenswichtigen Prozesse des Körpers und ermöglichen so Wachstum, Fortpflanzung und Leben. 12–14
Enzymopathien: Stoffwechselkrankheiten, die durch einen Gendefekt entstehen. 38
Fibrin: Blutklebstoff, der aus dem Blutbestandteil Fibrinogen gebildet wird. 25
Flatulenz: vermehrter Abgang von Darmgasen. 51
Granulozyten: kleine Freßzellen; werden an den Krankheitsherd gelockt, entgiften Gewebe und beseitigen Fremdstoffe. 29
Hämatom: Bluterguß. 26
Hämophilie: Bluterkrankheit. 39
Hydrolasen: Enzyme, die Eiweiß-, Zucker- und Fettverbindungen unter Einlagerung von Wasser aufspalten. 43

Hyperazidität: Magenübersäuerung. 50

Immunkomplex: ist der Komplex, den Antigene mit Antikörpern bilden; Antigen-Antikörper-Komplex = Immunkomplex. 30

Immunsuppressiva: Medikamente, die Immunabwehrkräfte unterdrücken. 73

Immunsystem: Körper-Abwehrsystem; die wichtigste Waffe zur Erkennung und Vernichtung von Körperschadstoffen. 28

Kohlenhydrate: Zuckerbausteine (auch Bestandteile der Nahrung), dienen den Körperzellen als Energiespeicher und Strukturelemente. 12, 13

Komplementsystem: besteht aus 9 verschiedenen eiweißspaltenden Enzymen, spaltet Immunkomplexe, hat die Funktion eines »Killerkommandos«. 30

Kontusion: Prellung. 52

Leukozyten: weiße Blutkörperchen. 28

Lipasen: Körperenzyme, die Fette spalten; in Heilmittel verwendet als Pankreatin-Lipase aus Bauchspeicheldrüsenextrakten von Säugetieren. 20

Lipide: Fette (auch Bestandteile der Nahrung); sind Bausteine aus Glycerin und Fettsäuren für Zellwände. 12, 13

Lungenembolie: wenn ein Blutgerinnsel in einem Lungengefäß hängen bleibt; lebensbedrohliche Erkrankung, da plötzlicher Herzstillstand auftreten kann. 55

Lungenemphysem: Erweiterung der Lunge durch zerstörte Lungenbläschen. 65

Luxation: Ausrenken des Gelenkes. 53

Lymphdrainage: Maßnahme zur Entstauung der Lymphgefäße. 61

Lymphe: Gewebsflüssigkeit. 61

Lymphödem: Lymphgefäßschwellung. 61

Lymphthrombus: Pfropfen oder Gerinnsel in Lymphgefäßen. 61

Lyse-Therapie: klinischer Einsatz von Enzymen zur schnellen Auflösung von Blutgerinnseln in Blutgefäßen mit den Enyzmen Streptokinase oder Urokinase. 59

Makrophagen: große Freßzellen; umfließen Schadstoffe und Erreger, verschlingen und lösen sie durch eigene Enzyme auf. 29

Maldigestion: Störungen bei der Aufspaltung der Nahrung, meist durch Enzymmangel bedingt. 50

Mastzellen: bestimmte Zellsorte; produziert Vermittlerstoffe, die z.B. allergische oder entzündliche Reaktionen auslösen. 33

Metabolismus: nährstoffverwertender Stoffwechsel (griechisch »umsetzen, verändern«). 12

Metastasen: Tochtergeschwülste, die sich aus abgelösten Tumorzellen bilden. 89

Molekül: aus zwei oder mehr Atomen zusammengesetzter Baustein einer chemischen Verbindung. 11

Morbus Bechterew: entzündliche Wirbelsäulenversteifung. 81

Morbus Crohn: entzündliche Darmerkrankung, die den gesamten Verdauungstrakt betrifft. 85

Multiple Sklerose: Erkrankungsform, bei der das Nervensystem von fehlgesteuerten Immunabwehrkräften angegriffen wird. 85

Nephritis: Entzündung der Niere. 67

Nukleinsäuren: Säuren des Zellkerns, zusammengesetzt aus Nukleotiden dienen als Träger der Erbinformation. 12, 13

Ödem: Schwellung durch Flüssigkeitsansammlung. 26

Pankreas: Bauchspeicheldrüse. 50

Pankreasinsuffizienz: Funktionsstörungen der Bauchspeicheldrüse. 51

Pankreatektomie: Teil- oder Totaloperation der Bauchspeicheldrüse. 50

Pankreatin: Körperenzym, bestehend aus dem eiweißspaltenden Enzym Protease, der zuckerspaltenden Amylase, der fettspaltenden Lipase; Enzym in Heilmitteln wird aus Extrakten der Bauchspeicheldrüse von Schweinen und Rindern gewonnen. 44

Papain: pflanzliches Enzym, das aus dem Milchsaft von unreifen Früchten des Melonenbaumes gewonnen wird. 42

pathogen: krankhaft, krankmachend. 37

Pepsin: Magenenzym, das Eiweiß spaltet; Enzym in Heilmitteln wird aus Magenschleimhautextrakten von Säugetieren gewonnen. 21

Phagozytose: bezeichnet den »Vernichtungsvorgang« von Giftstoffen und Erregern durch Freßzellen. 29

Phlebothrombose: tiefe Beinvenenthrombose, verursacht durch Verstopfung eines Venengefäßes mittels Blutpfropfen. 58

Postzosterneuralgie: Erkrankungsform mit starken Nervenschmerzen, die nach einer Gürtelrose auftreten kann. 74

Prophylaxe: Maßnahmen zur Vorbeugung von Gesundheitsstörungen. 46

Prostata: Vorsteherdrüse des Mannes. 66

Prostatitis: Entzündung der Prostata. 66

Proteasen: eiweißspaltende Enzyme. 20

Proteine: Eiweißbausteine (griech. »erstrangig«), die aus 20 verschiedenen Aminosäuren aufgebaut sind. 12

proteolytisch: eiweißspaltend. 44

Protoplasma: Zell-Grundsubstanz. 11

Reaktive Arthritis: wenn sich Gelenke rückwirkend entzünden, als Folge einer anderen Krankheit. 80

Rheumatoide Arthritis (chronische Polyarthritis): die schwerste Form entzündlicher Gelenkerkrankungen. 82

Rizolipase: Enzym aus dem Pilz *Rhizopus arrhizus*, spaltet Fette. 98

Sinusitis: Entzündung der Nasen-Nebenhöhlen. 64

Skorbut: Krankheit durch Mangel an Vitamin C; führt zur Brüchigkeit von Blutgefäßen und Zahnausfall. 17

Sterilität: Unfruchtbarkeit. 23

Stoffwechsel: die Verwertung der verdauten Nahrungsbestandteile. 20

Subazidität: Magenuntersäuerung. 50

Substitutionstherapie: Behandlungsform, bei der fehlende Körperstoffe ausgetauscht oder ersetzt werden. 45

Systemische Enzymtherapie: Behandlungsform mit Enzympräparaten, die im gesamten Körper wirken. 45

T-Lymphozyten: Immunzellen, die Körperfeinde erkennen und vernichten. 29

Thrombophlebitis: Venenentzündung. 57

Thrombose: Verstopfung eines Venengefäßes durch einen Blutpfropfen. 58

Thrombozyten: Zellen, die den Blutklebstoff Fibrin bilden. 34

Thrombus: Blutpfropfen. 54

Trauma: Verletzung des Körpers durch äußerliche Einwirkung. 48

Trypsin: Körperenzym, das Eiweiß spaltet; Enzym in Heilmitteln, aus Extrakten der Bauchspeicheldrüsen von Rindern gewonnen. 98

Toxine: Giftstoffe. 29.

Ulcus cruris: offenes Beingeschwür. 59

Varizen: Krampfadern. 56

Verdauung: Aufspaltung der Nahrung in ihre einzelnen Bestandteile. 20

Viren: Sammelbegriff für infektiöse Einheiten, meist Krankheitserreger, bestehend aus Erbmaterial (DNS oder RNS) und Eiweiß. 68

Zytokine: Zellbotenstoffe; koordinieren alle Abwehraufgaben der Verteidigungskräfte über Zelloberflächen-Rezeptoren. 31

Sachregister